피부도 단식이 필요하다

일러두기

● 피부단식이라는 용어는 피부관리사인 사에키 치즈가 처음 만들었으며 '휴일에는 아무것도 바르지 않고 지내기'를 의미한다. 그러나 본서의 저자인 히라노 교코는 경험을 통해 '피부의 자생력을 살리려면 기초화장품을 아예 끊는 게 좋다'고 말한다. 단, 한꺼번에 끊는 게 힘들면 단계적으로 피부단식에 적응할 것을 권유한다.

● 피부단식을 실천하면서 나타나는 증상은 사람마다 다를 수 있다.

HADA DANJIKI - SKIN CARE, YAMEMASHITA
by Kyoko Hirano
Copyright ⓒ 2013 by Kyoko Hirano
Original Japanese edition published in 2013 by Kyoko Hirano
Korean translation rights arranged with Kawade Shobo Shinsha Ltd. Publishers
through Owls Agency Inc. and PLS Agency, Seoul.
Korean translation edition ⓒ 2014 by Firforest Publishing Co., Korea.

이 책의 한국어판 저작권은 PLS를 통한 저작권자와의 독점계약으로 전나무숲에 있습니다.
신저작권법에 의해 한국어판의 보호를 받는 서적이므로 무단 전재와 복제를 금합니다.

피부도 단식이 필요하다

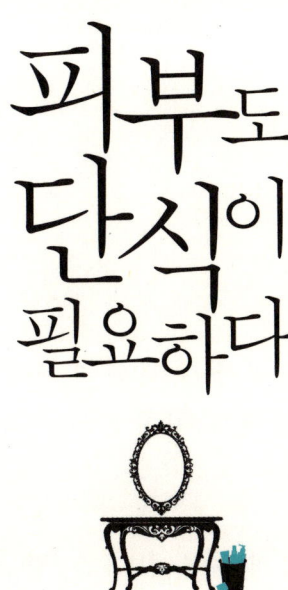

― 히라노 교코 지음 ― 정은미 옮김

전나무숲

> 일본 아마존
> 피부미용 분야
> 베스트셀러!

독자들이 먼저 이 책의 진가를 알아봤다!

★★★★★ 스킨케어에 관한 상식을 뒤엎는다. 돈이 들지 않고, 편하고, 게다가 아무것도 바르지 않았는데 피부가 좋아지다니! 여성이라면 꼭 읽어야 할 책이다.

★★★★★ 기초화장품을 바를수록 피부가 손상된다는 건 처음 알았다. 지금까지는 '스킨케어를 하지 않는다=피부에 나쁘다' 라고 생각했다. 피부단식을 실천하길 잘했다. 기초화장품을 바를 때보다 피부가 더 좋아져서 오히려 충격을 받았다.

★★★★★ 전부터 색조화장품이 피부에 나쁘다고 생각했다. 그런데 기초화장품이 더 나쁜 영향을 준다니, 놀랍다. 무척 흥미롭다.

★★★★ 피부단식은 비누를 사용하지 않고 스킨도 바르지 않는 미용법이다. 정말 아무것도 하지 않는다. 아무것도 바르지 않는 것이 불안해서 처음에는 시험 삼아 스킨을 끊었다. 그랬더니 피부색이 눈에 띄게 밝아지고 코가 높아졌다. 정말 콧대가 높아진 것은 아니고, 팔자주름이 있는 부분에 탄력이 생겨서 코가 살짝 도드라진 것이 아닌가 싶다. 자외선 차단 스프레이를 뿌리면 홍조가 더 심해지는 것 같아 자외선 차단 스프레이를 끊어봤다. 그랬더니 피부색이 하얘지더니 홍조가 점차 사라졌다.

★★★★ 화장품의 나쁜 점에 대해서는 다른 책을 읽어서 알고 있었지만, 별로 와닿지 않았었다. 수없이 광고를 하고 방송이나 잡지에서 화장품의 필요성과 효능을 이야기하는데 안 믿을 수가 없었다. 좋은 화장품을 꾸준히 사용하면 피부가 좋아질 거라고 믿었다. 하지만 토너-에멀전-에센스-크림 순으로 꾸준히 사용해도 전혀 좋아지지 않았고 가려움은 여전했다. 혹시나 해서 피부단식을 실천했더니 점점 피부가 매끄러워지고 가려움도 거의 없다. 어쩐지 속은 기분이다. 지금껏 알고 있던 미용 상식은 대체 무엇이란 말인가?

★★★★★ 기초화장품을 바르고 나면 촉촉해서 만족스럽지만, 일시적인 현상일 뿐 알레르기가 생겨서 고민이었다. 그런데 이 책을 만난 뒤로는 그 고민이 사라졌다. 가끔 화장품을 바르고 싶어질 때면 이 책을 읽고 용기를 얻는다. 정말 좋은 체험담이다. 모든 여성들에게 추천하고 싶다.

★★★★★ 이 책은 피부단식을 할 때 지켜야 할 요점이 알기 쉽게 정리되어 있다. 그래서 앞으로 피부단식을 시작하려는 사람은 물론이고 이미 실천하고 있는 사람이 읽어도 흥미로운 내용이다. 화장품이 왜 나쁜지 어떻게 피부에 작용하는지를 이해하기 쉽게 전달하고, 자외선차단제에 적힌 차단지수에 관한 설명 및 선택법까지 매우 유용하다. 그리고 저자의 체험담에 희망이 담겨 있어 피부단식을 포기하고 싶을 때마다 다시 읽어도 좋을 것 같다.

글을 시작하며

여성과 화장은 관계가 깊다. 고대 여성들도 화장을 했고, '여성은 무인도에서도 화장을 한다'는 말이 있을 정도로 여성 하면 화장이 자연스레 연상된다.

화장의 형태는 아니어도 여성은 항상 무언가를 얼굴에 바른다. 스킨과 로션은 꼭 바른다. 꾸미지 않아도 피부는 관리하는 것이다. 그래서 아무것도 바르지 않는 것에 거부감이 있는 듯하다. 나도 그런 사람들 가운데 하나였다.

우리는 흔히 피부에 대해 이렇게 생각한다.

- 세안 뒤에는 스킨과 로션을 발라야 피부의 수분이 증발하지 않고 촉촉함을 유지할 수 있다.
- 공기가 건조하면 피부도 건조해진다.
- 나이를 먹을수록 수분량과 피지량이 줄어든다.
- 자외선차단제를 바르지 않으면 기미가 생긴다.

그런데 이것이 고정관념이라면 어떻겠는가? 모두 잘못된 상식이라면?

그럴 리 없다고 부정하는 사람이 대부분일 것이다. 잡지든 신문이든 방송이든 광고든 똑같은 말을 되풀이하고 있으니까. 게다가 피부과 의사를 비롯한 전문가들까지 근거 이론을 논리정연하게 설명하면서 "피부에는 보습이 필요하고 자외선차단제는 사철 발라야 한다"고 설득하고 있지 않은가.

하지만 당신이 무엇을 어떻게 생각하든 위의 4가지 사항 모두 고정관념이며 잘못된 상식이다!

지금 당신이 어떤 기분일지 잘 안다. 이 글을 쓰는 나 역시 피부단식을 하기 전에는 당신과 같은 고정관념에 사로잡혀 있었고, 아침저녁으로 스킨과 로션을 빼놓지 않고 발랐었다. 그런데 기초화장품을 끊음으로써 내가 그동안 피부에 지속적으로 폭력을 가해왔음을 인정할 수밖에 없었다.

앞으로 전개될 내용은 피부와 기초화장에 대한 고정관념을 완전히 뒤엎을 나의 3년 동안의 피부단식 기록이다(처음 1년간은 1개월 간격으로 기록했고, 그 뒤 2년간은 간략히 기록했다). 내가 실천한 피부단식은 주말이나 외출이 없는 날에만 화장을 하지 않는 게 아니다. 매일 기초화장을 하지 않는 것은 물론 색조화장을 할 때도 기초화장품을 아예 바르지 않는 것을 원칙으로 했다.

피부단식으로 피부나이가 젊어졌다!

혹자는 내가 피부단식을 시작한 계기를 두고 피부트러블이나 화장품

부작용 때문이었을 것으로 추측하는데, 나는 건강한 피부를 타고났고 피부트러블을 겪은 적이 없었으며 아무 화장품이나 발라도 괜찮은 건강한 피부를 유지하고 있었다.

그런데도 피부단식을 시작한 이유는 어떤 잡지에 실린 서평에서 '스킨은 아무리 발라도 보습이 되지 않는다', '일상적인 외출을 할 때는 자외선 차단제를 바르지 않아도 된다', '리퀴드 파운데이션보다 파우더 파운데이션이 피부에 좋다'는 내용을 봤기 때문이다. 내가 알던 상식과는 정반대라 충격을 받았다. 즉시 나는 그 책을 사서 읽었고, 바로 피부단식을 시작했다.

피부단식으로 무엇을 얻었느냐고? 아주 많다! 잔주름과 팔자주름이 줄어들고, 사라졌던 피부 결이 되살아나면서 피부가 뽀송하고 환해지는 등 아름다워졌다. 시간과 돈도 덤으로 얻었다. 피부관리 비용? 전혀 들지 않았다. 진짜다. 물론 피부단식 초기에 각질보다 심한 허물이 생기는 바람에 당황하기도 했지만, 3년이 훨씬 지난 지금은 본연의 모습을 되찾은 피부에 아주 크게 만족한다.

피부단식을 하면서 정기적으로 미용검진도 했다. 일본의 유명한 안티에이징 전문 병원인 기타사토 연구소병원에서 검진을 했는데, 피부단식 초기에는 실제 나이보다 피부나이가 훨씬 많고 피부 결이 아예 없었다. 평소 피부관리를 잘해왔다고 생각했고, 겉으로 봐서는 피부가 건강하고 실제 나이보다 젊어 보였기 때문에 그 당시의 충격은 매우 컸다. 그런데 넉 달 뒤에는 주름, 기미, 피부의 결, 모공 등 모든 항목에서 평균치를 넘었고 1년 뒤에는 전 항목에서 이전 결과를 훨씬 웃도는 수치를 보여 얼마나 기뻤는지 모른다. 파운데이션을 사러 갔는데 "색상은 일곱 가지가 있지만 전부 손님 피부색보다 어둡습니다"는 말을 들었을 때는 날아갈 듯이 기뻤다.

피부와 화장에 대한 고정관념의 벽은 강하고 두텁다

세상에서 가장 어려운 일이 뭐냐고 묻는다면 주저하지 않고 '고정관념에서 벗어나는 일'이라고 대답하겠다. 경험이 뒷받침될 때는 특히 더 그렇다.

지동설이 근거를 찾지 못해 천동설(지구가 우주의 중심이며 태양을 비롯해 달, 여러 행성들이 지구 주변을 돈다는 이론)이 정설로 받아들여지던 때가 있었다. 그 시기에는 지구가 태양의 주위를 돈다고 주장을 하면 사람들은 믿지 않았다. '절대 그럴 리 없어. 태양이 도는 게 분명해. 아침이 되면 태양이 뜨고, 저녁이 되면 태양이 지는 것을 보면 알 수 있잖아.' 모두 이렇게 생각했었다. 비약이 심한 듯싶지만 한마디로, 경험으로 받아들인 고정관념을 떨쳐내는 것은 지독히 어렵다는 이야기다.

화장품에 대해서도 우리는 경험이 뒷받침된 고정관념에 사로잡혀 있다. 실제로 기초화장품을 바르면서 우리는 방송이나 신문, 잡지에서 강조해서 말하는 다음과 같은 현상을 경험한다.

- 세안 뒤에 아무것도 바르지 않으면 얼굴이 땅긴다.
- 스킨, 로션, 크림을 바르면 피부가 촉촉해지고 빛이 나는 것 같다.

- 겨울이 되면 피부가 건조하다.

사실 피부 구조가 과학적으로 밝혀진 지는 그리 오래되지 않았다. 그전에는 피지가 피부 건조를 막아준다고 여겼다. 그러나 피부과학의 발전 덕분에 지금은 '보습에 관여하는 피지의 구실은 미미하고, 피부 속에 있는 세포간지질과 천연보습인자(NMF)가 보습에 결정적인 구실을 한다'는 사실은 물론 피부 건강을 지키는 데 피부상재균(124~126쪽 참조)의 역할이 아주 크다고 밝혀졌다.

피부과학은 최근 들어 급속하게 발전한 분야다. 하지만 기초화장품을 바르는 습관은 훨씬 전부터 일상생활에 뿌리 내리고 있었다. 그래서 그것이 잘못된 습관인 줄도 모르고 아무 의심 없이 다들 피부에 무언가를 바르고 있는 것이다.

피부가 환히 웃는 그날까지

나는 지금도 기초화장품을 아예 바르지 않고 가끔 백색 바셀린(52~55쪽 참조)과 순비누(49쪽 참조)만 사용하는 것으로 피부단식을 실천하고 있다. 물론 색조화장은 가끔 한다.

내가 화장품에 대해 부정적이고 기초화장을 하지 않는다고 해서 자연애호가 또는 자연주의자라고 오해하지 마라. 나는 원래 화장품 추종자였다. 자연은 사랑하지만 유기농 채소, 현미, 자연식품을 선호하는 생활방식은 나와 거리가 멀다. 욕구를 억제할 자신이 없을뿐더러 좋은 걸 일일이 챙길

만큼 부지런하지도 않다. 아니, 그냥 게으르다!

그리고 나는 건강한 생활습관과는 거리가 먼 올빼미형 인간이다. 보통 새벽 2시에서 3시 사이에 잠자리에 드는데 이 시간은 성장호르몬이 분비되면서 신진대사가 활발해지는 '피부 재생을 위한 황금시간'이 끝날 때다. 일어나는 시간은 오전 9시부터 10시 무렵이다.

피부단식은 화장독 때문에 고생하거나, 피부노화가 걱정되는 사람은 물론 피부관리를 특별히 하지 않는 사람들에게 적합한 피부관리법이다.

기초화장에 대한 고정관념을 깨고, 피부가 제 기능을 되찾기까지 겪어야 하는 변화들을 견뎌내기가 쉽지 않을 게 분명하다. 내가 그랬듯 당신도 끊임없이 '지금 내가 잘하고 있는 걸까?', '이 증상들이 정말 화장품의 독성이 빠지고 피부가 나아지는 징조일까?'라고 의심하게 될 것이다.

하지만 한 가지는 확신할 수 있다. 그 과정을 거치고 나면 당신의 피부가 밝게 웃을 거라는 사실이다. 그리고 더 이상 기초화장품을 찾지 않게 될 것이다. 그때까지 '피부는 배출기관일 뿐 무언가를 덧발라야 하는 기관이 아니다'라는 사실을 기억하면서 꾸준히 피부단식을 실천하자. 당신을 포함해 독자 여러분 모두 피부단식에 성공해 민낯으로 당당하게 다닐 수 있기를 바란다.

마지막으로, 감사의 인사를 전한다.

피부단식을 시작하고 얼마 지나지 않아 얼굴에 허물이 일어 서둘러 달려간 곳이 기타사토 연구소병원 미용의학센터였다. 그때의 인연으로 기타사토 연구소병원 미용의학센터 설립자이자 '클리닉 우츠기류'의 원장인 우츠기 류이치 씨가 원고를 정리하는 데 많은 조언을 해주셨다. 또한 나의 담당의였던 야자와 요시후미 선생님이 감수를 맡아주셨다.

나는 피부 전문가가 아니다. 정확하게 조사하려고 노력했지만 전문가의 확인이 필요했는데 두 분이 흔쾌히 원고 정리와 감수를 해주셔서 얼마나 감사한지 모른다. 진심으로 두 분에게 감사의 인사를 올린다.

히라노 교코(平野卿子)

기타사토 연구소병원(北里硏究所病院)
도쿄도 미나미구 시로가네에 위치한 의료기관. 학교법인 기타사토 연구소가 운영하는 종합병원이다. 기타사토 연구소병원은 1901년 노벨 생리의학상 후보에 오른 기타사토 시바사부로 박사가 후쿠자와 유키치의 지원을 받아 1893년 일본 최초로 설립한 결핵 요양소 '쓰쿠시가오카 양생원'에서 출발하여 기타사토 연구소 부속병원 및 기타사토 대학교를 거쳐 1976년 종합병원으로 개편하여 오늘날에 이르고 있다. '마음이 있는 의료'를 모토로 질병의 예방부터 완치 후 관리에 이르기까지 전인적 치료를 지향한다.

차례

04 일본 아마존 피부미용 분야 베스트셀러!
    독자들이 먼저 이 책의 진가를 알아봤다!
07 글을 시작하며

Before 피부관리, 제대로 해왔던 걸까?

20 피부단식 전의 피부관리
22 내가 자외선차단제에 집착했던 이유
24 기초화장은 안 해도 색조화장은 즐긴다
27 피부 미인은 절에 모여 있다

30 피부단식을 결심하다

봄 피부단식과의 첫 만남, 멘붕 또 멘붕

36 피부단식 첫 2주 (2010년 2월 15일~28일)
37 벌써부터 스킨의 촉촉함이 그립다
39 하얗게 피어난 각질, 이대로 괜찮을까?

41	그래도 결심은 변하지 않는다
42	주름이 그렇게 두려워?

피부단식 2개월째(2010년 3월)

45	피부 상태를 살피러 처음으로 병원 예약을 하다
48	첫 번째 미용검진, 충격적 결과
52	백색 바셀린 만세!
56	피부단식은 게으른 나에게 안성맞춤

피부단식 3개월째(2010년 4월)

59	피부단식, 내가 처음은 아니었어
60	걱정할 거 없어, 피부는 똑똑하니까
72	색조화장품도 골라 쓰자
73	두 번째 미용검진, 기대했건만…
75	놀랍다, 턱 선이 갸름해졌다!
78	거의 모든 세정제에도 계면활성제가 들어 있다
81	환절기의 영향이 고스란히 피부에…

여름 한여름 자외선, 어떻게 할까?

84　**피부단식 4개월째**(2010년 5월)
85　수염 같던 허물, 이젠 거의 사라졌다
86　자외선과 더불어 살아가기
96　자외선 공포증은 쓸데없는 걱정
98　자외선차단제, '유아용'도 안심할 수 없다
101　자외선차단제 없이 여름 나기

103　**피부단식 5개월째**(2010년 6월)
105　무섭다, 화장품 고정관념
107　세 번째 미용검진, 희망이 보인다
108　VISIA 검사 결과, '매우 양호'
110　화장품의 마법에서 이제 그만 깨어나라
113　남성들은 어째서 피부가 땅긴다고 하지 않을까?
114　비쌀수록 좋다? 화장품도 그럴까?

116　**피부단식 6개월째**(2010년 7월)
117　민낯에 색조화장을 하다
118　외모 지상주의 시대의 안티에이징

120　**피부단식 7개월째**(2010년 8월)
121　라오스에도 화장품 신앙이…
122　해충 방지 스프레이와 이별하다
124　피부상재균이 잘살아야 피부가 건강하다

가을 — 건조한 계절, 무사히 넘길 수 있을까?

- 128 **피부단식** 8개월째(2010년 9월)
- 129 스무 살의 나, 나이 먹은 나
- 131 네 번째 미용검진, 버릇이 문제다
- 132 피부단식에 대한 친구들의 반응
- 135 피부단식을 겁내지 마라
- 137 익숙함의 결과

- 138 **피부단식** 9개월째(2010년 10월)
- 139 피부 광채는 합성폴리머의 눈속임
- 142 스킨은 피부 건조를 부추길 뿐이다
- 144 전성분표시제의 함정
- 151 남은 화장품들을 어떻게 하지?

- 155 **피부단식** 10개월째(2010년 11월)
- 156 피부관리에 열심인 사람이 가장 피부가 안 좋다니!

겨울 — 혹독한 추위와 건조한 실내공기, 내 피부의 반응이 궁금하다!

- 164 **피부단식** 11개월째(2010년 12월)
- 165 다섯 번째 미용검진, 흔들리는 마음을 잡아줘~
- 167 살균·항균에 예민할수록 면역력은 약해진다

170 　피부단식 12개월째(2011년 1월)
172 　피부 미인이 되고 싶다!
174 　이젠 바셀린을 바르지 않아도 아무렇지 않다

176 　피부단식 13개월째(2011년 2월)
179 　여섯 번째 미용검진이자 VISIA 두 번째 검진, 결과는 '굿'

After · 피부단식은 지금도 계속된다

184 　1년간의 피부단식을 마치며
185 　화장 실험을 하다
189 　기초화장 없이 색조화장하기
194 　친구들도 피부단식의 효과를 톡톡히 보고 있다
195 　남성과 아이들만큼은 타고난 피부를 망치지 않기를…
196 　모든 것을 증명하는 단 한 가지

197 　피부단식 3년 후
198 　기초화장품과의 이별, 슬픔도 미련도 없다

200 　**국내 독자의 피부단식 체험기**
204 　**옮긴이의 말**
209 　**참고문헌**

Before

피부관리,
제대로
해왔던 걸까?

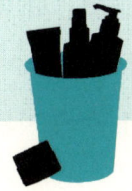

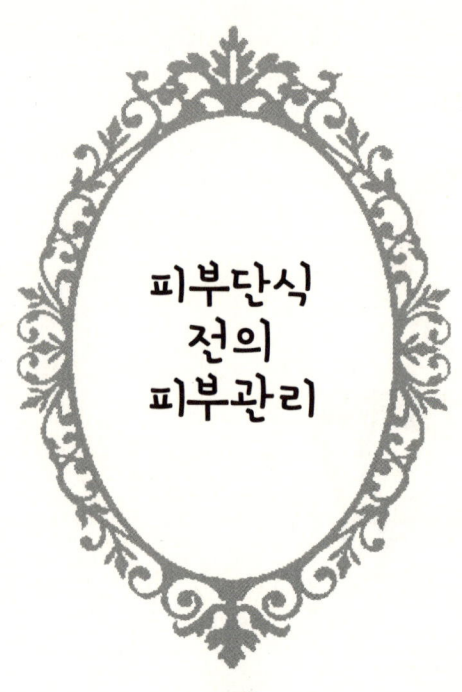

피부단식 전의 피부관리

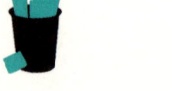

　　피부단식이 일상으로 정착되기 전, 나는 여느 여성들과 같은 방법으로 피부관리를 했다.
　　아침에 일어나면 클렌징폼으로 얼굴을 씻고 보습을 위해 바로 스킨을 발랐다. 수분이 피부에 스며드는 느낌을 즐기다가, 수분 증발을 막기 위해 유분이 함유된 로션을 발랐다. 로션을 바르면 금세 피부가 촉촉해지면서 매끄럽고 물기를 머금은 듯 빛이 나 보고만 있어도 마음이 뿌듯했다.
　　그다음에는 자외선차단제를 발랐다. 한 대학병원 의사가 방송에 나와서 "집 안에 있어도 큰 창으로 직사광선이 들어올 때는 자외선차단제를 꼭 바르세요"라고 말한 것을 듣고 1년 365일 자외선차단제를 애용했다. 생활자외선, 즉 **빨래를 널거나 쓰레기를 버리는 순간에도** 자외선차단제를 꼼꼼히 발랐다. 자칫 방심했다간 기미가 생기는 것은 물론 피부색이 어두워지고 잔주름이 늘어날 거라고 생각했다. 게다가 나는 자외선 알레르기 체질이라 남보다 몇 배 더 조심해야 한다고 믿었다.

외출하는 날에는 자외선차단제 위에 리퀴드 파운데이션(액체형 파운데이션)을 바르고 색조화장을 했다. 파우더 파운데이션(고체형 파운데이션)보다 리퀴드 파운데이션을 발랐을 때 피부가 더 촉촉하고 화사해 보인다. 여성잡지에 '중년 이후로는 리퀴드 파운데이션을 사용하세요. 유분이 적은 파우더 파운데이션은 젊은 여성에게 더 적합합니다'라고 쓰여 있었기 때문에 마흔 이후로 계속 리퀴드 파운데이션을 썼다.

하루 일과를 마친 저녁이면 클렌징크림으로 화장을 지웠다. 화장품 잔여물은 피부에 나쁘다고 생각해 클렌징크림을 얼굴 구석구석 바르고 손가락으로 세심히 문질렀다. 그리고 클렌징폼으로 이중 세안을 하고 스킨을 발랐다. 밤에는 피부가 지쳐 있을 테니 아침보다 더 많은 양을 발랐다. 여유가 있을 때는 스킨 팩(화장솜에 스킨을 골고루 뿌려서 4~5겹으로 분리한 뒤 얼굴에 몇 분간 붙였다 떼는 피부 보습법)을 했다. 그런 뒤에 로션, 크림 순으로 덧발랐다. 이 단계까지 마치고 나면 피부에서 윤기가 자르르 흐른다. 외출하지 않은 날에는 색조화장만 하지 않을 뿐이지 기초화장은 꼬박꼬박 했다.

곰곰이 생각해보면 나는 대략 반세기 가까이 이렇게 피부를 관리해왔다. 사실 피부가 촉촉하게 빛나는 이유는 피부에 남은 로션과 크림의 눈속임일 뿐 내 피부는 화장품 탓에 하루하루 쇠약해지고 있는 것도 모른 채 말이다(이 사실을 지금은 잘 알고 있다).

내가 자외선차단제에
집착했던 이유

✼　　　　　　앞서 얘기했듯이 로션과 보습크림만큼이나 집착하며 얼굴에 발라온 것이 바로 자외선차단제다. 자외선 알레르기 체질이라 믿었기 때문인데, 10년도 훨씬 전의 여행이 그 계기가 되었다.

1996년 6월, 꿈에 그리던 크레타 섬에 갔다. 새파란 바다에 둘러싸인 아름다운 리조트에서 멋진 휴가를 보낼 참이었다.

첫째 날에는 에게 해를 만끽한 뒤 저녁식사를 하기 위해 레스토랑에 들렀다. 챙이 넓은 모자를 쓰고 자외선차단제도 꼼꼼히 발랐다. 그런데 갑자기 얼굴이 화끈거리고 가려웠다. 이상하게 생각했지만 그대로 식사를 즐겼다.

그런데 그날 밤부터 얼굴이 붓기 시작했다. 붓는 모양새가 심상치 않았다. 뭐랄까, 얼굴 면적뿐만 아니라 부피까지 두 배는 늘어났다고 표현해야 할까? 아니, 정확하지 않다. 눈을 기준으로 그 아래쪽이 붓고, 이마 부근은 괜찮았던 것이다. 이마는 모자로 확실하게 가린 부분이다. 부종은 점점 심해져 한밤중에는 얼굴이 빵빵하다 못해 턱이 사라졌다. 아랫입술부터 쇄골까지 하나가 된 것처럼 보였다.

아무래도 그리스의 강렬한 자외선 탓인 것 같았다. 실은 일본을 떠나기 얼마 전에 집 근처 공원 벤치에서 책을 읽는데(물론 그늘에서) 얼굴이 달아오르고 약간 가려운 적이 있었다. 그 당시 자외선 알레르기를 의심했었다.

부종이 좀 가라앉을까 싶어 냉장고에서 얼음을 꺼내 타월에 싸서 냉찜질을 하며 내내 누워 있었다(호텔방에서는 그 외에 다른 도리가 없었다). 얼굴이 무거워서 일어날 수 없었다. 그때 나는 깨달았다. 인체는 어느 부위든 그 존재가 의식되면 이미 문제가 생긴 뒤라는 걸 말이다. 이가 있다고 느끼면 이미 이에 충치가 생겼든지 잇몸이 붓든지 상태가 나빠진 뒤다. 눈도 무릎도 마찬가지다. 문제가 없으면 있는지 없는지 의식조차 하지 않는다. 그런데 크레타 섬에 머무는 동안 줄곧 나는 '얼굴이 있음'을 실감했다!

다음 날 아침, 밤새 필사적으로 냉찜질을 한 덕에 부종이 조금 가라앉은 듯했지만 여전히 몰골은 처참했다. 모처럼의 휴가를 호텔방에 갇혀 룸서비스로 식사를 해결해야 하다니… 드높은 하늘을 창문 너머로 바라보고 있자니 너무나 우울했다. 크노소스 궁전만큼은 꼭 가보고 싶었다. 그것보다 더 괴로웠던 것은 가누기 힘들 정도로 부어버려서 차마 눈 뜨고 보기 힘든 내 얼굴이었다.

이틀 만에 그럭저럭 일어나 앉을 수 있을 정도로 부종은 호전되었지만 고개를 숙이면 얼굴이 떨어질 것 같고 여전히 무거워서 누워 있는 것이 편했다. 크레타 섬에서 보낼 수 있는 시간이 이틀 남았을 때 다행히도 부종이 많이 가라앉아 얼굴을 씻을 수 있게 되었다. 그런데 새로운 충격이 밀려들었다. 오랜만에 얼굴을 씻는데 피부가 꺼끌꺼끌한 것이, 이러다 손바닥이 까지는 건 아닐까 걱정될 정도였다(나는 이 피부에 '사포 피부'라고 이름 붙였다).

하지만 어떻게든 크노소스 궁전에 가리라 마음먹고 자외선차단제를 겹겹이 바르고 관광버스에 올랐다. 도저히 얼굴을 남에게 보일 만한 상태가 아니었기 때문에 아랍 여성처럼 스카프로 얼굴을 가린 채 크노소스 궁전을 둘러봤다.

크레타 섬에서의 마지막 날, 드디어 호텔 정원에 나가 푸르른 하늘을 올려다볼 수 있었다. 크레타 섬에서 아테네로 이동할 무렵에는 겉보기에 편도선염 후유증으로 여겨질 만큼 부종이 많이 가라앉았다. 하지만 사포 피부가 걱정스러웠다. 조금도 좋아지지 않은 것이다. 동경해 마지않던 그리스 여행은 참담한 추억만 남긴 채 이렇게 막을 내렸다.

귀국 다음 날 아침, 평소처럼 얼굴을 씻는데 또 놀랐다. 하루 만에 사포 피부가 흔적도 없이 말끔해진 것이다. 이전처럼 반들반들했다. 왜 그랬는지는 아직도 수수께끼다. 물갈이를 했나? 날씨 탓인가? 모르겠다. 아무튼 이 경험 이후로 나는 과민하리만치 자외선을 두려워하게 되었다. 그리고 더욱 열심히 자외선차단제를 챙겨 바르게 되었다.

기초화장은 안 해도 색조화장은 즐긴다

✳ 화장품은 기초화장품과 색조화장품으로 나뉜다. 기초화장품은 피부를 아름답게 다듬고 메이크업을 효과적으로 하기 위한 제품으로, 스킨케어 화장품이라고도 불린다. 세정을 위한 세안 제품, 피부 결을 정돈하는 화장수·팩·마사지크림, 수분 보호를 위한 유액·수분 크림이 있다. 색조화장품은 메이크업 화장품으로도 불린다. 베이스 메이크

업을 위한 파운데이션, 포인트 메이크업을 위한 립스틱·아이섀도·볼연지·아이라이너 등이 있다. 둘 다 '화장'이라는 낱말이 들어가서 이따금 구분 없이 '화장품'이라고 통칭된다.

앞서 쓴 것처럼 나는 기초화장품은 끊었다. 하지만 색조화장은 전과 똑같이 한다.

'색조화장만 한다고? 피부에 나쁘다고 들었는데?'

맞다. 기초화장품이든 색조화장품이든 모든 화장품은 피부에 나쁘다. 그러므로 바르지 않는 게 좋다. 이것은 엄연한 사실이다. 하지만 색조화장을 하면 기분이 좋아지는 건 포기할 수 없다. 게다가 피부에 끼치는 영향은 기초화장품보다 훨씬 적다. 그 이유는 다음과 같다.

★ 색조화장품은 기초화장품에 비해서 피부에 머무는 시간이 지극히 짧다.
★ 색조화장이 피부에 자극적인 가장 큰 이유는 클렌징 제품을 사용하기 때문이다. 클렌징 제품을 쓰지 않으면 피부는 그다지 손상되지 않는다.

이렇듯 색조화장은 기초화장품에 비해 피부에 그렇게 나쁘지 않다.* 게다가 색조화장, 즉 메이크업은 얼굴을 아름답게 변신시킴으로써 기분을 좋게 하는 극적인 효과가 있으므로 색조화장을 즐기는 것은 대찬성이다.

* 《ミクロのスキンケア(마이크로 스킨케어)》, 宇津木龍一, 日經BP企劃, 2003년

색조화장의 장점

여성들에게 색조화장을 하는 이유를 물으면 보통은 이런 대답을 한다.
"예뻐보이고 싶어서요."
물론 색조화장에 대한 호불호는 별개 문제다. 화장을 한 모습이 예쁘다고 말하는 사람이 있는가 하면 민낯이 자연스러워서 좋다는 사람도 있을 테니까. "화장을 좋아하는 건 아니지만 직장에 민낯으로 갈 수는 없잖아요"라며 자신의 취향과는 상관없이 색조화장을 할 수밖에 없는 상황을 호소하는 여성도 있다.
그런데 색조화장 자체는 심리적으로 긍정적인 작용을 하는 것 같다. 1988년에 일본에서 출간된 《화장의 심리학(化粧の心理學)》에서는 화장이 심리상태에 끼치는 영향을 밝혔는데, 9·11사태 이후 미국에서 빨간색 립스틱이 불티나게 팔린 이유를 '빨간색이 사람들에게 활기를 불어넣기 때문'이라고 설명했다. 이런 사례도 있다. 유고슬라비아 내전 당시 미국 자원봉사단체가 난민촌에서 생활하는 보스니아 여성들에게 무엇이 필요한지 물었다. 놀랍게도 그녀들은 식료품이나 속옷 같은 생필품이 아닌 립스틱과 장신구를 원했다고 한다.
색조화장은 심리치유의 기능이 있다. 치매를 앓는 할머니가 색조화장을 시작하면서 기저귀를 뗐고, 안면신경마비 환자가 색조화장을 시작했더니 증상이 좋아져서 사회에 복귀하는 등 다양한 개선 사례가 보고되었다. 가즈키 레이코의 재활 메이크업(얼굴을 다친 환자에게 화장법을 가르쳐 자신의 외모를 받아들이고 인정하도록 돕는 방법-역자주)도 유명하다. 아무리 나이가 많아도 여성이라면 아름다움을 추구하고, 자신의 모습이 예뻐 보이면 기뻐하는 것은 젊은 사람들과 다를 바 없다는 데서 시작된 치유법이다. '여성 우울증에는 유명한 병원보다 근처 미용실이 즉효약이다'라는 명언이 괜히 생겼겠는가.

색조화장은 케이크와 비슷하다. 좋아하지 않는 사람은 먹지 않으면 그만이다. 그러는 편이 건강에도 미용에도 좋다. 그런데 나처럼 무척 좋아하는 사람들은 어떻게 해야 할까? 그렇다면 어느 정도의 괴로움을 감수해야 한다. '비록 콜레스테롤이 많고 칼로리가 높아도 지나치게 많이 먹지만 않으면 괜찮지 않을까?'라고 스스로를 달래면서 말이다.

색조화장도 케이크도 선택하면 된다. 그러나 누구나 그만두어야 할 것이 있는데 바로 스킨케어, 즉 기초화장이다.

피부 미인은 절에 모여 있다

✽ 오래 전 독일에 유학 갔을 때 T라는 친구를 사귀었다. T는 워싱턴대학 정치학과를 졸업하고 독일로 유학 온 학생이었다.

T는 정말 독특했다. 우선, 옷(코트는 빼고)이 딱 한 벌뿐이었다. 얇은 울로 만든 회색 치마정장 한 벌에 블라우스와 스웨터가 각각 한 장씩 있었다. 그녀를 한겨울에 처음 만났는데 정장 안에 스웨터를 입고 있었다. 정장+스웨터+치마, 정장+블라우스+치마, 스웨터+치마, 블라우스+치마…, 1년 내내 그런 차림을 고수했다. 그 모습에 놀라서 정장 한 벌로 1년을 나는 사

람은 처음 봤다고 했더니 "편해. 옷을 어떻게 입을지 고민 안 해도 되잖아"라며 생긋 웃었다.

그녀는 매우 검소했지만, 돈이 없어서 그런 것은 아니었다. 오히려 통이 큰 사람이었다. 갓 알게 된, 가난한 유학생인 나를 시내 구둣가게에 데려가 "독일에서 겨울을 나려면 꼭 필요하다"며 부츠를 사주었고, 때때로 근사한 저녁도 사주었다.

T는 깨끗한 걸 좋아해서 옷을 자주 빨아 입었다. 치마까지 말이다. 밤에 샤워할 때 빨아서 널어놓으면 원단이 얇아서 아침에는 마른다고 했다. 그리고 미국너구리가 먹이를 씻어 먹는 것처럼 수시로 몸을 씻었다.

T의 또 다른 특징은 여자임에도 화장품이 없다는 것이었다. 아침저녁으로 비누로 얼굴을 씻는 게 다였다. 그래도 피부가 무척 고왔다.

먼저 귀국한 그녀는 독일에 있는 나에게 종종 편지를 보냈다. 어느 날, 여느 때처럼 편지봉투를 열었는데 사진 한 장이 마루에 떨어졌다. 얼른 주워 보니 머리를 박박 민 T의 모습이 담겨 있었다. 얼마나 놀랐는지 모른다. 그녀 나이 서른도 채 되기 전이었다. 편지에는 '출가했다'는 말만 간략하게 적혀 있었다. T가 출가한 이유를 헤아릴 수는 없었다.

나는 일본에 돌아온 뒤 T가 있는 절에 들렀다. 매일 아침 5시에 일어나 수행에 정진하는 듯 보였다. 여전히 피부에 아무것도 바르지 않았지만, 독일에 있을 때보다 피부가 더 고왔다.

"금세 자라서 깎는 게 일이야."

쑥스러운 듯 머리를 만지작거리며 웃는 T의 뺨이 말갛게 눈부셨다. 샴푸도 필요 없고, 매일 물로만 씻는다고 했다. 화장품을 바르지 않는 데다 일찍 일어나고 일찍 자며 건강한 음식을 먹으니 피부가 고와진 것이다.

문득 예전에 읽은 신문기사가 떠올랐다. 미국 모 화장품 회사가 여성을 대상으로 피부가 아름다운 순위를 조사했더니 비구니들이 가장 피부가 좋다는 결과가 나왔다고 한다. 결국 그 조사 자료는 폐기되었다.

그때까지 내 주위에 기초화장품을 바르지 않는 여성은 T밖에 없었다. 그녀의 피부는 더할 나위 없이 아름다웠다. 그때는 화장품을 바르지 않는데도 피부가 좋은 것을 이상하게 여기지 않았었다.

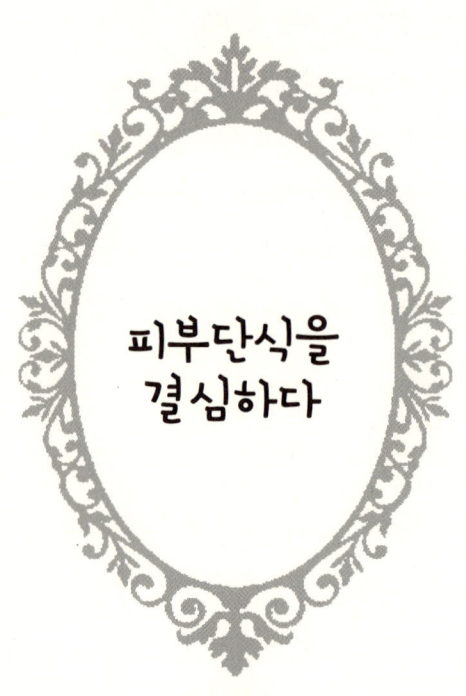

피부단식을 결심하다

내 직업은 독일어 번역가다. 일주일에 한 번씩 대학에서 강의도 한다. 피부미용과는 전혀 상관없던 내가 기초화장품을 끊고 피부단식을 시작한 계기는 토마스 만의 자전적 성장 소설《토니오 크뢰거》를 번역하던 때로 거슬러 올라간다.

그때 나는《토니오 크뢰거》를 번역하느라 끙끙거리고 있었다. 아무리 머리를 쥐어짜도 진도가 나가지 않았다. 뜻이 파악되지 않는 문장과 끊임없이 부딪혔다. 40년 넘게 독일어를 했으며 인생의 3분의 2는 독일어와 더불어 살아온 내가 번역을 하면서 그 정도로 답답한 기분을 느낀 적은 처음이었다. 마치 늪에 빠져서 허우적대는 꼴이었다.

암울한 나날이 계속됐다. 내세울 것이라고는 집중력뿐인데 늘 정신이 흐트러졌다. 그럴 때마다 음악을 듣고 잡지를 읽고 차를 마셨다.

여전히 번역의 벽 앞에서 절망해 있던 어느 날 정기 구독하는 잡지 〈크루아상〉이 왔다. 원고는 잠시 덮어두고 잡지를 펼쳤다. 보통 책을 소개하는 서평 코너는 그냥 넘긴다. 재미있는 책을 발견한들 어차피 읽을 시간이 없어 욕구불만만 쌓이기 때문이었다. 그러나 이번 호는 기분도 전환할 겸 서평란을 천천히 훑어봤다. 그때 짧은 서평이 눈에 들어왔다. 피부과 의사가 쓴 피부관리 책의 서평이었는데, 놀라운 정보가 쓰여 있었다.

★ 스킨은 아무리 발라도 보습이 되지 않는다.
★ 일상적인 외출을 할 때는 자외선차단제를 바르지 않아도 된다. 파우더 파운데이션이나 파우더만 발라도 충분하다.
★ 리퀴드 파운데이션보다 파우더 파운데이션이 피부에 좋다.

눈이 번쩍 뜨였다. 여태껏 알고 있던 상식과 정반대 아닌가! 그 책을 꼭 읽어봐야겠다는 생각에 바로 가까운 서점으로 달려갔다. 그런데 공교롭게도 그 책이 없어서 같은 저자가 쓴 다른 책*을 사서 단숨에 읽었다.

지금 생각해도 꽤 신기한 일이었다. 평소 아무 화장품이나 발라도 괜찮았고(노화현상은 별개로 치고), 딱히 피부트러블을 겪은 적도 없었다. 번역 문제로 사방이 꽉 막힌 기분이 아니었다면 아마 그 짧은 서평에 눈길을 주

---

*《大人のスキンケア再入門(성인을 위한 피부관리 재입문)》, 吉木伸子, 光文社知恵の森文庫, 2008

지도 않았을 것이다. 아니, 설사 서평을 봤어도 책을 사러 가지는 않았을 것이다. '인생이란 어디에서 길이 갈릴지 알 수 없다'는 말이 괜히 나온 말은 아니라는 걸 실감했다. 그 일을 계기로 반세기 동안 꾸준히 사용해온 기초 화장품을 완전히 끊었으니 말이다.

책을 읽고 놀란 나는 또 다른 책*을 샀다. 먼젓번 읽은 책에서는 일부 화장품 사용을 권했지만, 이번 책에서는 철저히 화장품을 쓰지 말 것을 강조했다. 그 책을 통해 나는 다음과 같은 사실을 알게 됐다.

> ★ 비누로 세안하기
> 촉촉한 타입의 세안제는 피부에 좋지 않다. 세안 뒤 얼굴이 땅기지 않는 이유는 세안제에 함유된 보습제나 오일이 피부에 막을 씌웠기 때문이고, 그 탓에 피부의 재생능력이 떨어진다.
>
> ★ 피부는 스스로 촉촉해진다
> 세안을 한 뒤 피부가 땅기지만 건강한 피부는 스스로 촉촉해진다.
>
> ★ 클렌징 제품은 피부를 거칠게 만든다
> 클렌징크림을 만들 때는 절대 섞이지 않는 물과 기름을 혼합하기 위해서 유화제(계면활성제)를 사용할 수밖에 없다. 계면활성제는 세제와 똑같은 성분이며, 피부를 거칠게 하는 주범이다. 워터프루프 타입 이외의 파운데이션은 비누로 지워진다.
>
> ★ 리퀴드 파운데이션보다 파우더 파운데이션이 피부에 좋다
> 리퀴드 파운데이션은 수분 비율이 높아서 방부제나 계면활성제가 많이 들어

---

* 《誤解だらけのスキンケア(스킨케어에서 버려야 할 오해들)》, 北原東一, 主婦と生活社, 2007

있다. 물이 고이면 썩기 마련이라 방부제가 꼭 필요하기 때문이다. 따라서 파우더 파운데이션과 같은 고형 제품이 피부에 부담을 적게 준다.

보충하면, 방부제 가운데 널리 사용되는 원료가 파라벤이다. '방부제 무첨가' 또는 '파라벤 프리'라고 표기된 화장품에도 당연히 방부제가 함유되어 있다. 단지 다른 원료를 쓰는 것뿐이다. 페녹시에탄올, 벤질알코올, 부틸렌글라이콜 등이 대표적인 원료다. 그 외에도 살리실릭애시드, 자작나무 수춯물, 캐모마일 꽃수춯물 등이 있다.

★ 일상생활에서는 자외선 차단제가 필요 없다

자외선차단제가 자외선을 막는 것은 확실하지만 피부에 부담을 준다. 또한 여드름이 심해지고, 광과민성피부염을 일으키는 등 부작용이 따른다. 물론 바다나 산에 놀러 갈 때, 뙤약볕 아래에서 장시간 활동할 때는 자외선차단제를 발라야 하지만 평상시에는 파우더나 파우더 파운데이션으로 대체해도 된다.

파우더 파운데이션은 빛을 산란하는 특성이 있어서 SPF 표시가 없는 제품이라도 자외선 차단 효과가 있다. 파우더는 첨가물이 적기 때문에 피부 자극이 적다. 양산, 모자, 긴소매도 활용하자.

★ SPF 15와 SPF 50의 자외선 차단율은 별반 다르지 않다

자외선차단제의 효과를 표시하는 지표로 SPF(Sun Protection Factor)를 사용하는데 숫자가 높을수록 피부에 나쁘다. 게다가 믿기 어렵겠지만, SPF 15인 제품이나 SPF 50인 제품이나 자외선 차단 효과는 비슷하다(92~95쪽 참조).

문득 옛 기억이 되살아났다.

아주 오래 전 기초화장품 때문에 얼굴에 기미가 퍼진 여성의 이야기가 신문에 실려 이슈가 된 적이 있었다(1979년 11월 29일 조간). 화장품을 끊고 나서야 겨우 좋아졌다고 한다. 그 기사에는 기초화장품이 피부트러블을 유발할 수 있다는 피부과 의사의 소견이 함께 실려 있었다.

귀가 얇은 나는 그 기사를 보고 한동안 기초화장품을 바르지 않았었다. 얼마나 그랬는지는 기억나지 않는다. 그때도 겨울이었다. 그런데 얼굴이 따끔거려서 한밤중에 잠에서 깬 적이 몇 번 있은 뒤로 기초화장품을 다시 발랐다. 그리고 앞에 썼듯이 가장 일반적인 피부관리를 해왔다.

아무것도 바르지 않는 게 좋다고 생각은 하면서도 계속 실천하지 못했던 가장 큰 이유는 기초화장품을 바르면 피부가 촉촉하고 매끄러워 보였기 때문이다. 그리고 화장품의 품질이 좋아졌으리라는 믿음이 있었다. '이전과 다르게 지금 나오는 제품들은 피부에 좋은 성분으로 만들어졌을 게 분명하다'고 멋대로 판단한 것이다. 게다가 광고를 보면 히아루론산이니, 콜라겐이니, 천연보습인자니, 각종 추출물 같은 그럴싸한 단어가 넘쳐나서 과학에 문외한인 나는 그저 '좋은 성분으로 만들었으려니' 생각할 수밖에 없었다.

그런데 이번에 읽은 두 권의 책에서 예전의 신문 기사와 엇비슷한 내용을 발견한 것이다. 나는 잠시 생각에 잠겼다. 의학은 눈부시게 발전했고 새로운 치료법과 약이 날마다 쏟아져 나오는데도 피부관리 책을 쓴 피부과 의사들은 30여 년 전 기사와 본질적으로 같은 이야기를 하고 있었다. 그렇다면 그들의 말이 올바른 정보라는 말인가?

누구 말이 맞는지는 경험을 해봐야 알 수 있다. 그래, 직접 해보자!

피부단식을 시작하는 날짜는 기억하기 쉽게 15일로 정했다.

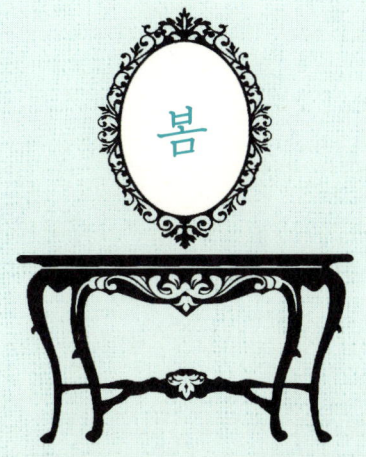

피부단식과의 첫 만남, 멘붕 또 멘붕

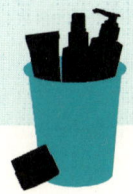

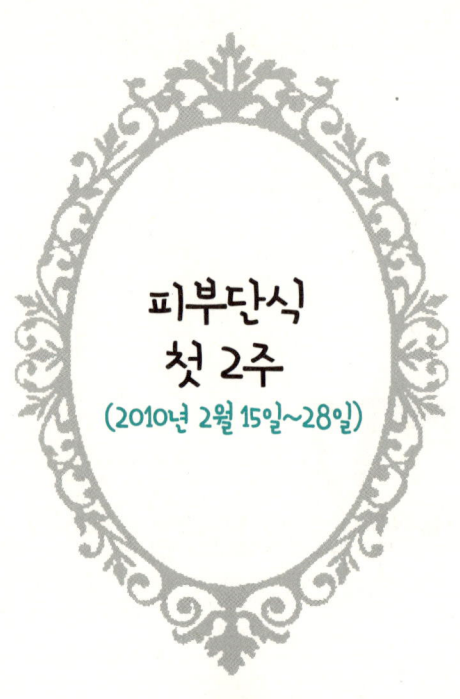

피부단식 첫 2주
(2010년 2월 15일~28일)

대망의 첫날이다.

비누를 거품망으로 거품 내서 얼굴에 얹은 뒤에 손바닥으로 눌러가며 부드럽게 씻는다(38쪽 참조). 여기까지는 평소와 같다. 그러고 나서 아무것도 바르지 않았다. 각오는 했지만 얼굴이 무척 땅긴다. 따끔따끔 아플 정도다. 스킨에 손이 갈 때마다 '참자, 참자'며 나 자신을 타일렀다.

피부단식의 시작 시기를 잘못 잡았다는 생각이 들었다. 30여 년 전에 겪었던 실패(기억이 나지 않으면 33~34쪽을 다시 읽어보시라)가 떠올랐다. 그때도 겨울이었다. 2월 15일이면 한겨울이라 할 만하다고 생각했었다. 공기도 극히 건조하다(이때는 '공기가 건조하면 피부도 건조하다'고 알고 있었다. '습도가 낮아도 피부가 건강하면 땅기지 않는다'는 사실은 나중에 알았다). 날이 더 따뜻해진 다음에 시작하는 게 나았을까? 그러면 이렇게 피부가 땅기지 않았을까? 하지만 마음먹은 이상 계속 실천해보리라!

벌써부터 스킨의 촉촉함이 그립다

✱ 　　　서재 책상에 놓인 스킨케어의 잔해(첫날에 이런 표현은 거창한가?)가 눈에 들어온다. 보습 스프레이다. 겨울에는 피부가 건조한 탓에 수시로 뿌렸었다. 꽤 비싼 값을 주고 구입했기 때문에 차마 버리지는 못하고 아쉽지만 책장 구석으로 치웠다. 그냥 버려버릴까 하는 갈등이 일었지만 '혹시 만에 하나 실패하면?'이라고 속삭이는 소리가 마음속에서 들려왔다. 첫날부터 이러한데 앞으로 잘해나갈 수 있을지 걱정이 앞섰다.

　아무튼 여차저차해서 밤이 되었다. 욕실에 들어가 목욕용 비누로 얼굴까지 씻었다. 목욕을 마치고 보디로션을 뿌리려다가 화들짝 정신을 차렸다. 얼굴에는 아무것도 바르지 않으면서 몸에 발라 무엇하게? 게다가 겨울에 보디로션을 뿌리면 차갑다. 그래서 그대로 욕실을 나왔다. 아무것도 바르지 않으니 굉장히 편했다.

　선천적으로 피지가 부족한 탓인지 젊었을 적부터 피부 건조에 시달렸다. 그래서 목욕 후에는 수분 증발을 막기 위해 즉시 스킨과 보디로션을 발랐

거품세안법

거품세안법은 한국에서 한때 '고현정식 세안법'으로 알려졌었다. 고현정식 거품세안법은 비누 거품을 풍성하게 내서 솜털 사이사이를 꼼꼼하게 닦는 방법인데, 이름만 같을 뿐 방법에는 차이가 있다. 저자가 말하는 거품세안법은 다음과 같다.

● **폭신폭신하고 조밀한 비누거품 만들기**

거품세안법은 생크림 같은 거품을 만드는 것이 중요하며, 손바닥을 뒤집어도 거품이 떨어지지 않을 정도로 단단해야 한다. 조밀하고 탄력 있는 거품은 세정 효과가 뛰어날 뿐만 아니라 완충작용을 해서 피부 마찰을 줄여준다.

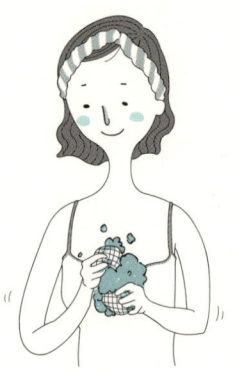

1. 거품망을 물에 적신다.
2. 비누를 거품망에 몇 차례 문지른다.
3. 양손으로 거품망을 비비가며 거품을 만든다.
4. 물을 약간 첨가해서 거품 사이로 공기를 넣는다.
5. 이 과정을 3~4회 반복해서 야구공(테니스공) 크기의 비누거품을 만든다.

● **거품으로 메이크업을 지우는 세안법**

1. 얼굴에 비누거품을 듬뿍 바른다. 이때 손이 얼굴에 닿지 않는 것이 좋다.
2. 손바닥을 위아래로 움직이며 거품을 누른다(거품을 펌핑하는 느낌으로).
3. 눈꼬리나 콧망울 주위는 거품만으로 세정되기 힘든 부분이므로 손가락으로 가볍게 문지른다.

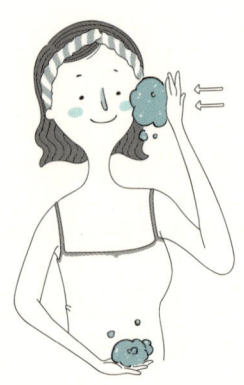

다. 다른 기초화장품도 되도록 빠른 시간 내에 바르려고 노력했다. 게으른 성격치고 이것 하나는 참 바지런했다 싶다.

아무것도 바르지 않은 채 번역 작업을 시작해 새벽 3시에 잠자리에 들고 다음날 아침 10시쯤 일어났다. 예전처럼 피부를 콕콕 찌르는 느낌에 눈이 떠진 것은 아니었다. 일단 한시름 덜었다.

어제와 마찬가지로 거품망으로 비누 거품을 내서 세수를 했다. 어머? 피부가 어제와 다르다. 매끈매끈한 느낌이 없다. 어제까지는 아침에 얼굴을 씻으면 손이 쓱 미끄러졌는데 겨우 하루 만에 이렇게 달라지다니, 어찌된 일일까?

벌써부터 스킨의 촉촉함이 그립다. 보기에도 얼굴이 푸석푸석하다.

뭐, 어때! 어차피 나갈 일도 없는 걸.

하얗게 피어난 각질, 이대로 괜찮을까?

✽   며칠 뒤 각질이 얼굴을 뒤덮기 시작했다. 예상을 뛰어넘는 수준이라 바깥에 나가려면 모자와 마스크, 선글래스를 써야 했다. 그런 차림새 때문에 사람들 사이에서 눈에 띌까 봐 걱정했는데, 다행히 꽃가루알레르기를 대비해 마스크를 쓰고 다니는 사람들이 많아 심하게 띄지는 않았다.

그나저나 어쩜 이렇게 얼굴이 땅길 수 있지? 처음 며칠이 지금보다 훨씬 괜찮았던 기분이 드는 것은 착각일까? 음, 역시 착각이었다. 그때는 더 따끔따끔 아팠다.

기초화장품을 한꺼번에 끊을 것이 아니라 차근차근 단계적으로 끊는 편이 나았겠다는 생각이 머리를 스쳤다. 그러고 보니 어딘가에서 '조금씩 화장품을 줄이면 머지않아 아무것도 바르지 않아도 괜찮아집니다'라는 지침을 본 것도 같았다. 하지만 그렇게 신중하고 계획적인 방법은 나에게 맞지 않는다. 뭐든지 조금씩 천천히 하는 성격이 아니었다.

매일 아침 일어나자마자 거울을 봤다. 돌이켜보면 이렇게 열심히 거울을 들여다본 적이 없었다. 마치 《백설공주》에 나오는 계모 같다. 물론 뚫어져라 거울을 쳐다봐도 각질이 나아질 리 없다는 건 알지만 말이다.

일에 집중하면 신경 쓰이지 않을 텐데 번역이 끊임없이 막히고 끊임없이 중단되었다. 번역이 벽에 부딪힐수록 그만큼 거울 보는 시간이 늘어나 정신적으로도 편하지 않았다.

손바닥도 매우 거칠었다. 발뒤꿈치처럼 버석거렸다. 물건을 잡거나 양말을 신는 등 평범한 동작이 제 뜻대로 안 될 정도였다. 견디다 못해 '책에 핸드크림까지 끊으라고는 적혀 있지 않았다'고 뻔한 변명을 둘러대며 바르고 말았다. 하지만 핸드크림도 기초화장품의 하나 아닌가.

지금까지 내가 해온 피부관리는 결코 특별하지 않았다. 그런데 왜 이렇게 건조 증상이 심한 걸까?

순간 짚이는 데가 있었다. 그렇다, 자외선차단제를 남보다 몇 곱절이나 많이 발랐던 것이다.

그래도 결심은
변하지 않는다

✱　　　　　예상을 초월한 피부 땅김과 각질에도 피부단식을 계속하기로 결심한 데는 몇 가지 이유가 있었다.

첫째, 바른 방향으로 나아가고 있다는 느낌이 들었고, 색다른 도전을 해보고 싶었다.

둘째, 30여 년 전의 실패를 되새기며 '이번엔 꼭 해내리라' 다짐했다.

셋째, 편하기가 이루 말할 수 없고 아주 경제적이다. 아무것도 바르지 않는다, 이 얼마나 편한가! 기초화장을 하지 않으면 화장품 구입 비용이 거의 들지 않을뿐더러 매일 화장에 소비하는 시간과 수고가 줄어든다.

나는 요즘 아침저녁으로 세안만 한다. 세안에 걸리는 시간은 평균 40초가 전부다. 따라서 짧게는 하루, 길게는 인생이 길어진다. 앞서 말했던 것처럼 특별한 관리를 했던 건 아니지만 365일로 따지면 무시하기 어렵다. 이유가 또 있다. 화장품을 사러 갈 시간도 절약된다. 장점이 정말 많다. 불안할 때는 피부관리 책을 다시 읽었다. 옳은 방향으로 나아가고 있다고 스스로 타일렀다.

피부단식을 계속할 수 있었던 배경에는 사람과 만나지 않아도 되는 직업인 번역도 한몫 거들었다. 때마침 대학교가 봄방학*에 접어들어 외출할

✱ 학교나 학부마다 차이는 있지만 일본의 대학교는 보통 여름, 겨울, 봄에 방학이 있다고 한다. 여름방학은 7월 중하순부터 8월 하순이나 9월 초순까지, 겨울방학은 12월 중순부터 1월 하순까지, 봄방학은 2월 하순이나 3월 초순부터 4월 중하순까지이다.

일도 줄었다.

주름이 그렇게 두려워?

✻   여성에게 주름, 기미, 피부 처짐은 불청객 3종 세트다. 돌려보내고 싶지만 뜻대로 되지 않는다.

그 가운데 주름은 '쭈글쭈글하다', '주름투성이' 등 노화의 대명사처럼 인식되어 있다. 정말 그럴까? 주름이 있어도 젊은이는 젊고, 주름 없이 피부가 팽팽해도 노인은 노인이지 않는가.

전근하는 남편을 따라 일본에 온 한 독일 여성은 일본 여성의 매끈한 피부를 보고 충격을 받아서 피부 주름에 신경을 쓰기 시작했다. 그녀는 서른 살치고 주름이 도드라져 보였다.

얼마 지나지 않아 그녀가 나에게 말했다.

"교코 씨 말이 맞았어요. 요전에 전철에서 앞에 앉은 여성을 무심코 봤는데 피부가 아주 깨끗하고 주름이 전혀 없더군요. 하지만 나보다 연상이라는 것은 금방 알 수 있었어요. 주름이 있다고 꼭 늙어 보이라는 법은 없지요."

미국 영화배우 셜리 맥클레인은 이렇게 말했다.

"주름이 좋아요. 훈장이죠. 내가 살아온 증거잖아요."

우리는 주름에 너무 신경질적으로 반응하는 것은 아닐까?

기초화장품을 끊으면 대개 피부가 푸석하거나 땅긴다고 느낀다. 이것이 자신의 현재 피부 상태로, 그동안 얼마나 화장품에 가려져 있었는지를 실감하게 된다. 얼마 동안은 인내가 필요하지만 피부 본연의 재생 능력이 활동함에 따라 증상이 차차 나아지니 너무 걱정할 필요는 없다.

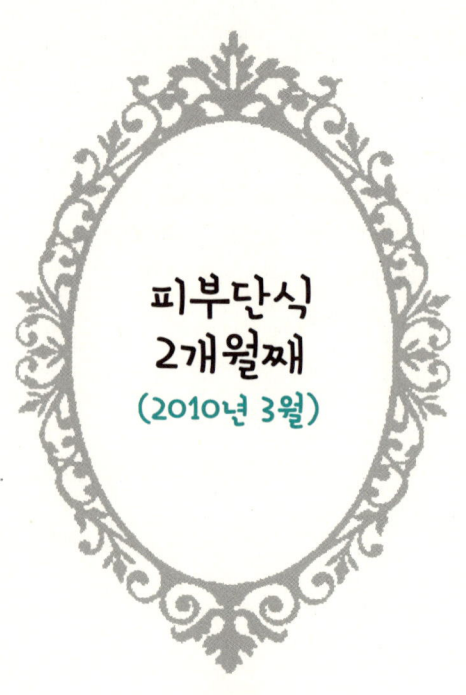

피부단식 2개월째
(2010년 3월)

 2주 동안 기초화장품을 바르지 않았더니 지나칠 정도로 각질이 심해졌다. 게다가 온 얼굴에 수염 비슷한 하얀 것이 붙어 있었다. 자세히 보니 허물이었다. 얼굴 표면에 하얀 허물이 삐죽삐죽 솟아 있다고 하면 맞을까? 특히 입가와 턱 주변에 허연 허물이 길게 늘어져 있었다. 꼭 턱수염 같았다. 빛을 받으면 참으로 기묘했다. 몹시 당황스럽고 불안했다. 괜찮을까?

 다시 책을 읽었다. 질겁했다. 그 어디에도 '기초화장품을 바르지 않아도 괜찮다'고 써 있지 않았다. 내가 이전의 기억을 바탕으로 '아하, 그러니까 아무것도 바르지 않아도 된다는 말이구나'라고 스스로 해석한 것이었다.

틀렸다고는 생각하지 않았지만(제발 맞기를 바라지만) 이 '수염 같은' 허물들을 보니 마음이 심란했다.

　게다가 피부가 땅기는 느낌은 여전했다. 피부단식을 계속하면 금세 괜찮아질 거라 생각했는데, 아닌가? 이대로 피부가 거칠어지면 어떻게 하지? 주름투성이가 되면? 오랫동안 기초화장품뿐만 아니라 많은 양의 자외선차단제를 바른 대가가 이렇게까지 큰 걸까? 걱정돼 죽겠다.

피부 상태를 살피러
처음으로 병원 예약을 하다

＊　　　　　무슨 수를 내든가 해야지, 이대로는 안 되겠다 싶었다. 그래서 피부 상태를 검진받을 수 있는 병원을 인터넷에서 검색했다. 그 결과 기타사토 연구소병원 미용의학센터(도쿄 미나토구 소재)에 건강검진이 아닌 미용검진이 있는 것을 발견했다.

　갑자기 오래 전에 신문에서 미용검진에 관한 기사를 읽은 기억이 났다. 그때도 '역시 기초화장품은 피부에 좋지 않구나'라고 생각하며 기사를 손 가는 대로 잘라서 서류 보관함에 던져놓았었다. 그 기사가 어딘가에 있을 것 같아 서류 보관함을 뒤졌다. 그런데 기사가 누렇게 변색된 채 정말 있는 게 아닌가. 2003년 4월 21일자 아사히신문이었다(기사 내용은 46~47쪽 참조). 게을러서 좋은 점도 있구나. 그렇지 않으면 진즉에 버렸겠지?

　기사에 따르면 미용검진을 받은 227명 가운데 46%인 105명은 피부노화

2003년 4월 21일자 아사히신문 기사(도쿄 과학 · 의학 28쪽)

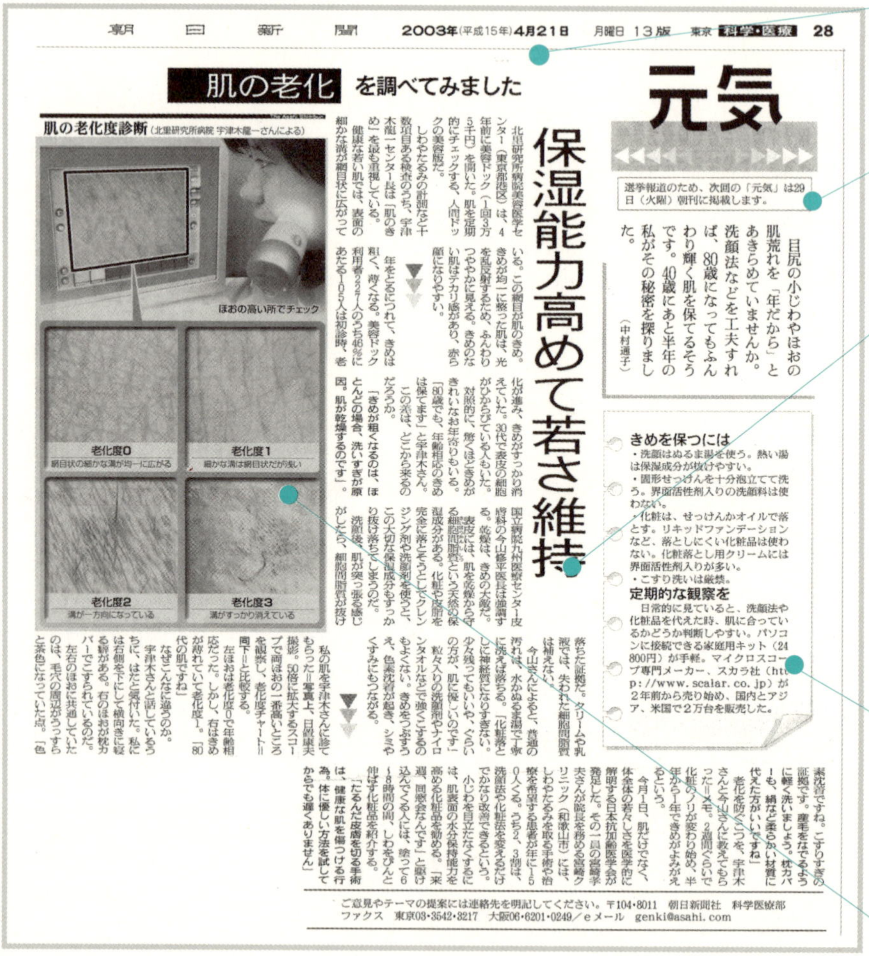

朝日新聞 2003年(平成15年)4月21日 月曜日 13版 東京 科学・医療 28

元気

選挙報道のため、次回の「元気」は29日（火曜）朝刊に掲載します。

目尻の小じわやほおの肌荒れを「年だから」とあきらめていませんか。洗顔法などを工夫すれば、80歳になってもふんわり輝く肌を保てるそうです。40歳にあと半年の私がその秘密を探りました。（中村通子）

肌の老化 を調べてみました

保湿能力高めて若さ維持

北里研究所病院美容医学センター（東京都港区）は、4年前に美容ドック（1回3万5千円）を開いた。肌を定期的にチェックする、人間ドックの美容版だ。

しわやたるみの計測など十数項目ある検査のうち、宇津木龍一センター長は「肌のきめ」を最も重視している。

健康な若い肌では、表面の細かな溝が網目状に広がっている。この網目が肌のきめ。きめが均一に整った肌は、光を乱反射するため、ふんわりつややかに見える。きめのない肌はテカリ感があり、赤ら顔になりやすい。

▼

年をとるにつれて、きめは粗く、薄くなる。美容ドック利用者227人のうち46%にあたる105人は初診時、老化が進み、きめがすっかり消えていた。30代で表皮の細胞がひからびている人もいた。

対照的に、驚くほどきめがきれいなお年寄りもいる。「80歳でも、年齢相応のきめは保てます」と宇津木さん。

この差は、どこから来るのだろうか。

「きめが粗くなるのは、ほとんどの場合、洗いすぎが原因。肌が乾燥するのです」。国立病院九州医療センター皮膚科の今山修平医長は強調する。乾燥は、きめの大敵だ。

表皮には、肌を乾燥から守る細胞間脂質という天然の保湿成分がある。化粧や皮脂を完全に落とそうとしてクレンジング剤や洗顔剤を使うと、この大切な保湿成分もすっかり抜け落ちてしまうのだ。

洗顔後、肌が突っ張る感じがしたら、細胞間脂質が抜け落ちた証拠だ。クリームや乳液では、失われた細胞間脂質は補えない。

今山さんによると、普通の汚れは、水かぬるま湯で丁寧に洗えば落ちる。「化粧落としに神経質になりすぎない。少々残ってもいいや、ぐらいの方が、肌に優しいのです」

粒々入りの洗顔剤やナイロンタオルなどで強くこするのもよくない。きめをつぶすうえ、色素沈着が起き、シミやくすみにもつながる。

▼

私の肌を宇津木さんに診てもらった＝写真上、日暮康夫撮影。50倍に拡大するスコープで両ほおの一番高いところを観察し、老化度チャート＝同下＝と比較する。

左ほおは老化度0で年齢相応だった。しかし、右はきめが薄れていて老化度1。「80代の肌ですね」

なぜこんなに違うのか。

宇津木さんと話しているうちに、はたと気付いた。私には右側を下にして横向きに寝る癖がある。右のほおが枕カバーでこすられているのだ。

左右のほおに共通していたのは、毛穴の周辺がうっすらと茶色になっていた点。「色素沈着ですね。こすりすぎの証拠です。産毛をなでるように軽く洗いましょう。枕カバーも、絹など柔らかい材質に代えた方がいいですね」

老化を防ぐこつを、宇津木さんと今山さんに教えてもらった＝メモ。2週間ぐらいで化粧のノリが変わり始め、半年から1年できめがよみがえるという。

今月1日、肌だけでなく、体全体の若々しさを医学的に解明する日本抗加齢医学会が発足した。その一員の宮崎孝夫さんが院長を務める宮崎クリニック（和歌山市）には、しわやたるみを取る手術や治療を希望する患者が年に150人くる。うち2、3割は、洗顔法や化粧法を変えるだけでかなり改善できるという。

小じわを目立たなくするには、肌表面の水分保持能力を高める化粧品を勧める。「来週、同窓会なんです」と駆け込んでくる人には、塗って6～8時間の間、しわをぴんと伸ばす化粧品を紹介する。

「たるんだ皮膚を切る手術は、健康な肌を傷つける行為。体に優しい方法を試してからでも遅くありません」

肌の老化度診断（北里研究所病院 宇津木龍一さんによる）

ほおの高い所でチェック

老化度0 網目状の細かな溝が均一に広がる

老化度1 細かな溝は網目状だが浅い

老化度2 溝が一方向になっている

老化度3 溝がすっかり消えている

きめを保つには

- 洗顔はぬるま湯を使う。熱い湯は保湿成分が抜けやすい。
- 固形せっけんを十分泡立てて洗う。界面活性剤入りの洗顔料は使わない。
- 化粧は、せっけんかオイルで落とす。リキッドファンデーションなど、落としにくい化粧品は使わない。化粧落とし用クリームには界面活性剤入りが多い。
- こすり洗いは厳禁。

定期的な観察を

日常的に見ていると、洗顔法や化粧品を代えた時、肌に合っているかどうか判断しやすい。パソコンに接続できる家庭用キット（24800円）が手軽。マイクロスコープ専門メーカー、スカラ社（http://www.scalar.co.jp）が2年前から売り始め、国内とアジア、米国で2万台を販売した。

ご意見やテーマの提案には連絡先を明記してください。〒104・8011 朝日新聞社 科学医療部
ファクス 東京03・3542・3217 大阪06・6201・0249／eメール genki@asahi.com

피부 결이 변하는 4단계

0 I II III

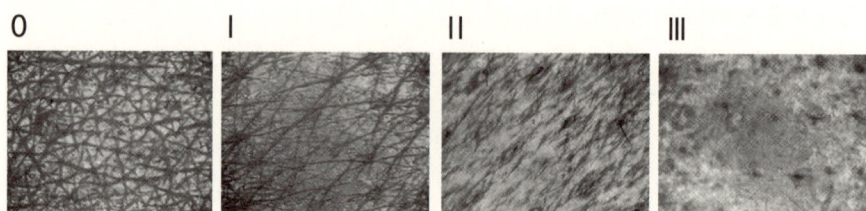

0이 가장 이상적. 숫자가 높아질수록 피부 결이 거칠고, III이 가장 나쁜 상태다.

피부 노화를 조사하다

눈가 잔주름이나 피부 건조가 나이 탓? 세안법을 바꾸면 80세가 되어서도 촉촉하고 윤기 있는 피부를 유지할 수 있다고 한다. 40세를 반년 앞둔 기자가 그 비결을 파헤쳤다.

보습력을 높여서 젊음 유지

기타사토 연구소병원 미용의학센터(도쿄 미나토구 소재)는 4년 전부터 미용검진(1회 35,000엔)을 실시해왔다. 피부를 정기적으로 체크하는 소위 종합검진의 피부 버전이다. 주름, 탄력도 등 10가지가 넘는 측정 항목 가운데 우츠기 류이치 센터장은 피부의 '결'을 가장 중시한다.

건강하고 젊은 피부는 표면에 미세한 홈이 그물코 모양으로 펼쳐져 있다. 이 그물코가 바로 피부 결. 결이 균일한 피부는 빛을 난반사하므로 피부가 촉촉하고 볼륨 있어 보인다. 결이 없는 피부는 번들거리고, 홍조를 띠기도 한다.

나이를 먹어감에 따라 피부 결이 성기고 얕아진다. 미용검진 이용자 227명을 조사한 결과 46%인 105명이 노화가 진행되고 결이 완전히 사라졌다는 사실이 초진에서 확인됐다. 표피세포가 완전히 말라버린 30대도 있었다. 이와 대조적으로 놀랄 만큼 피부 결이 좋은 고령자도 있었다. 우츠기 센터장은 '80세라도 연령에 맞는 피부 결을 유지할 수 있다'고 밝혔다.

이런 차이는 어디에서 오는 것일까?

국립병원 규슈의료센터 피부과 이마야마 슈헤이 과장은 '피부 결이 거칠어지는 원인은 대부분 지나치게 자주 씻는 데 있다. 피부가 건조해지는 것이다'라고 강조한다. 건조는 피부 결의 적이다.

표피에는 피부가 건조해지지 않게 보호하는 세포간지질이라는 천연보습 성분이 존재한다. 피지를 닦아내거나 화장을 완벽하게 지우려고 클렌징 제품이나 세안제를 사용하면 이 소중한 보습 성분도 같이 녹아버린다. 세안 후 피부가 땅긴다면 세포간지질이 빠져나갔다는 증거다. 그러나 에센스와 크림으로는 빠져나간 세포간지질이 보충되지 않는다.

이마야마 과장은 '일반적인 더러움은 냉수나 미온수로 씻으면 쉽게 지워진다. 화장을 지우는 데 지나치게 예민하다. 조금 덜 지워졌다 싶을 정도가 피부를 상처 입히지 않는다'고 덧붙였다. 알갱이가 들어간 세안제나 목욕타월로 강하게 비비는 것도 좋지 않다. 피부 결을 망가뜨리고, 색소가 침착돼 기미나 검버섯 등이 생긴다.

우츠기 센터장에게 직접 미용진단을 받아보았다(위쪽 사진). 양 볼을 현미경으로 50배 확대해 노화도 차트와 비교했다(아래 사진). 왼쪽 볼은 노화도 0으로 연령에 맞는 피부였다. 그러나 오른쪽 볼은 노화도 1이었다. 80대 피부라고 한다.

왜 이렇게 다를까?

우츠기 센터장과 이야기를 나누는 동안 문득 떠올랐다. 평소 오른쪽으로 돌아누워 자는 버릇이 있다. 오른쪽 뺨이 베갯잇과 마찰하는 것이다. 양 볼의 공통점은 모공 주변이 옅은 갈색으로 변했다는 것. 이것이 색소침착인데 솜털을 문지르듯 가볍게 씻고, 베갯잇은 실크처럼 부드러운 소재로 바꾸는 것이 좋다고 한다.

두 의사에게 노화를 막는 비결을 물었다(메모 참고). 꾸준히 실천하면 2주 후에는 화장이 잘 받고, 반년에서 1년 사이에 피부 결이 되살아난다고 한다.

이달 1일, 피부뿐만 아니라 몸 전체의 젊음을 의학적으로 해명하는 일본항가령의학회(日本抗齡醫學會)가 발족했다. 학회원인 야마자키 다카오 원장이 운영하는 미야자키 클리닉(와카야마시 소재)은 주름이나 탄력을 개선하는 수술과 치료를 희망하는 환자가 연간 150명가량이다. 그 가운데 20~30%가 세안법이나 화장법을 바꾸는 것만으로도 문제점이 눈에 띄게 개선된다고 한다.

잔주름을 없애려면 피부 표면의 수분 유지력을 높이는 화장품을, 내일 중요한 모임이 있는 사람에게는 바르면 6~8시간 동안 일시적으로 주름이 펴지는 화장품을 추천한다. 미야자키 원장은 '늘어진 피부를 잘라내는 수술은 건강한 피부를 다치게 하는 행위이다. 다른 유익한 방법을 시도해보고 나서 생각해도 늦지 않다'고 조언한다.

— 나카무라 미치코 기자

■ 고운 피부 결을 유지하려면
- 얼굴은 미지근한 물로 씻는다. 뜨거운 물로 씻으면 보습 성분이 빠져나간다.
- 화장은 비누나 오일로 지운다. 리퀴드 파운데이션처럼 잘 지워지지 않는 화장품은 사용하지 않는다. 상당수의 클렌징크림에는 계면활성제가 들어 있다.
- 세안 시 피부를 세게 문지르지 않는다.

■ 정기적으로 관찰을
- 평소 정기적으로 관찰하면 세안법이나 화장품을 바꿀 때 피부에 맞는지 아닌지 쉽게 판단할 수 있다. 컴퓨터에 연결하는 가정용 키트(24,800엔)를 이용하면 편리하다. 현미경 전문 기업 스칼라(http://www.scarlar.co.jp)에서 2년 전 발매해 국내 및 아시아, 미국 시장에서 2만 대를 판매했다.

피부 노화도 진단 (기타사토 연구소병원 미용의학센터 우츠기 센터장이 직접 진단했다) : 볼의 가장 볼록한 부분을 체크한다.

노화도 0 : 그물코 모양의 미세한 홈이 고르게 퍼져 있다.
노화도 1 : 홈이 얕고 그물코가 커졌다.
노화도 2 : 홈이 한 방향으로 나 있다.
노화도 3 : 홈이 완전히 사라졌다.

가 이미 진행되었고 피부 결이 완전히 사라져 있었다고 한다. 표피세포가 바싹 마른 30대도 있었고, 놀랄 만큼 피부 결이 고운 고령자도 있었다고 한다. 피부 결이란 피부 표면에 보이는 그물코 모양의 미세한 홈을 말한다. 삼각형 홈이 선명하고 가지런히 있는 것이 이상적이며, 피부의 신진대사가 원활할수록 홈이 깊고 촘촘하다.

'우선 미용검진을 받고 기초화장품을 바르는 게 낫다고 하면 그렇게 하자. 어쩔 수 없지.'

병원에 전화를 걸었는데 미용검진은 6월까지 예약이 꽉 찼다고 했다. 마음이 조급해졌다.

"얼굴에 온통 각질이 일어나 난장판이 됐어요. 허연 허물도 생겼어요. 어떻게 안 될까요?"

끈질기게 부탁했더니 "일반 진찰이라도 괜찮으시다면 예약 일정을 확인하겠습니다"라는 답변이 돌아왔다. 휴, 다행이다. 잠시 뒤, 우연히 다른 예약이 취소돼서 내일 미용검진을 받을 수 있다는 연락이 왔다. 정말, 정말 다행이다!

첫 번째 미용검진, 충격적 결과

✽ 다음날인 3월 9일, 미용의학센터로 쏜살같이 달려갔다. 가장 먼저 문진표를 작성했다. 현재 상황, 즉 2월 15일부터 피부

에 아무것도 바르지 않았다고 적었다. 진찰 전에 세안법을 배웠다. 순비누를 이용해 거품으로 닦아야 한단다. 문지르면 안 된다. 얼굴을 문지르지 않고 거품으로 부드럽게 세안하는 방법은 잡지나 방송에서 추천하는 터라 예전부터 실천하고 있었지만 순비누에 대해서는 처음 들었다.

순비누란 이름 그대로 순수한 비누다. 즉 고체비누는 전성분(화장품을 만들 때 들어간 모든 성분)이 지방산나트륨 100%, 액체비누는 지방산칼륨 100%로 첨가물이 일절 들어 있지 않은 비누를 가리킨다.

진찰이 시작됐다. 담당의는 야자와 요시후미 선생이다(현재는 다른 병원에서 근무한다). 내 얼굴피부를 관찰하면서 그는 '괜찮은데?'라는 표정을 지었다(나는 그렇게 느꼈다).

순비누 구입하기

계면활성제 및 기타 첨가물이 들어 있지 않기 때문에 일반 시중에서 파는 천연비누와는 차이가 있고, 오히려 빨래비누와 비슷하다. 빨래비누는 폐식용유나 콩기름으로 만들지만 순비누는 식용 등급의 코코넛 오일, 올리브 오일, 아보카도 오일 등을 사용한다. 일본의 미요시 사와 샤본다마 사에서 순비누를 판매하지만, 비누의 성분을 살펴보아 계면활성제 및 기타 첨가물이 들어 있지 않은 것을 구입해 써도 된다.

- 미요시비누 http://www.miyoshi.co.kr,
   http://www.purgo-organic.co.kr(판매 사이트 '푸르고 오가닉')
- 샤본다마 코리아 http://www.shabon.co.kr

가장 먼저, 현미경을 이용해 피부를 확대해서 모니터로 결을 확인했다. 의사의 첫마디.

"저런, 피부가 많이 손상된 상태입니다."

보기와는 전혀 다르다는 말투였다. 모니터에 비친 볼의 영상을 보니 홈이 하나도 없었다. 모니터에 비친 피부는 참혹하다는 표현이 딱 들어맞는 상태였다. 꼭 닳아빠진 타이어 같았다. 내 눈을 의심했다.

"이런 말씀 드리기 뭣하지만, 피부 좋다는 소리를 자주 들었는데요."

기초화장품을 바르던 시절에는 피부트러블은커녕 세수할 때마다 손이 쓱 미끄러질 정도로 매끈매끈했다. 아무것도 바르지 않은 지 3주가량 지난 지금의 얼굴은 거칠거칠하다.

"아침에 피부가 매끄러운 건 말이죠, 전날 밤에 바른 크림이나 로션이 피부에 남아 있기 때문입니다. 지금 보시는 것이 진짜 피부입니다."

의사가 모니터를 가리켰다.

내 피부가 좋았던 것은 화장품의 눈속임이고, 사실은 상처투성이였던 것이다. 하지만 피부 상태를 확인하는 방법이 의료용 현미경밖에 없는 데다 눈으로 보기에 예쁘다면 그냥 예전처럼 기초화장품을 발라도 되지 않을까? 피부단식을 하기 전에는 늘 촉촉했던 내 피부에 만족했고 아무 화장품이나 발라도 문제가 없었다. 기초화장품을 바르면 피부가 망가지는 것은 분명하고 그 결과 화면에 비친 내 피부는 확실히 참담하지만, 눈으로만 봐서는 아무도 모른다, 아무도. 노화는 자연의 순리이므로 거스를 수 없다. 한마디로 그냥 살던 대로 살아도 겉으로는 아무 문제가 없는 것이다.

'살던 대로 살까?'

슬며시 기울기 시작한 내 속마음을 훤히 들여다본 듯 의사가 말했다.

"화장품 덕에 윤기 있고 매끄럽게 보여도 그 아래에서는 피부 노화가 진행됩니다. 결국 이것이 주름이나 탄력 저하로 이어지는 것입니다."

역시 그렇구나.

"제 피부 나이는 어느 정도인가요?"

"이 화면만으로는 판단하기 어렵습니다만, 실제 나이보다 훨씬 많은 것은 확실합니다."

그 순간, 머리가 띵했다.

다음은 현미경으로 턱을 살펴보았다. 의사는 "무척 깨끗해요. 놀랍습니다. 피부 결이 고르고 가지런해요"라고 했다. 의사의 말에 따르면 화장품이나 자외선의 영향을 거의 받지 않았기 때문이며, 이것이 내 본래 피부라는 것이다.

그렇다 하더라도 기초화장품을 바르지 않아도 정말 괜찮을까? 처음 읽은 책에는 최소한의 관리, 특히 에센스는 필요하다고 적혀 있었는데….

"책을 몇 권 읽었는데 어느 정도는 화장품을 바르는 게 좋다는 의사도 있었어요."

"네, 그렇습니다. 하지만 기초화장품을 바르지 않는 것이 저희 병원의 방침입니다. 심하게 건조할 때는 바셀린을 바르는 것만으로도 충분합니다. 부작용이 없는 보습제는 백색 바셀린(52~55쪽 참조)뿐입니다. 그리고 일상생활에서는 자외선차단제도 필요 없습니다. 모자나 양산, 긴소매 옷 등으로 가리면 됩니다."

그렇구나. 어느 분야든 전문가끼리 의견이 갈리는 경우는 흔하다. 하지만 기타사토 연구소병원을 선택한 이상 이 병원의 방침을 따르기로 결심하고 진단실을 나섰다.

돌아가는 길에 약국에서 의사가 추천한 순비누와 백색 바셀린을 샀다. 비누는 한 개에 189엔, 바셀린은 300엔이었다. 너무 싼 가격에 어안이 벙벙했다.

다음 검진 예약일은 4월 16일이다. 기간을 짧게 잡았다. 아무래도 마음이 놓이지 않았기 때문이다.

지금 생각해보면 현미경으로 진단했을 뿐 컴퓨터로 측정하지 않았다는 점이 아쉽다. 하지만 그때는 그런 방법이 있다는 사실도 몰랐을뿐더러 책까지 낼 줄은 꿈에도 상상하지 못했으니 어쩔 수 없지, 뭐.

백색 바셀린 만세!

✲ 이 세상에 바셀린이 있다는 사실은 미용검진에서 처음 들었다. 알아보니 바셀린은 황색과 백색으로 나뉘는데 백색 바셀린이 순도와 안전성이 더 높다고 했다.

백색 바셀린은 약국에서 살 수 있다. '백색 바셀린 주세요'라고 말하면 된다. 내가 지금 사용하는 것은 500그램에 856엔(50그램이 아니라 500그램의 가격이다)인데 1000엔짜리 한 장이면 사고도 남는다. 참고로, 전에 쓰던 대형 화장품 회사의 보습크림은 49그램에 6300엔이다. 똑같은 용량을 놓고 봤을 때 바셀린은 겨우 84엔이다.

여기서 잠깐! 바셀린에 대해 자세히 알아보자.

백색 바셀린은 '석유에서 채취한 탄화수소화합물을 탈색해서 정제한 것'이다. '석유에서? 그럼 화학성분이잖아. 천연이 훨씬 안전하지 않나?'라고 생각할지도 모르겠다. 실은 나도 그렇게 생각했다. '석유는 곧 화학'이라는 인식이 강했다.

그러나 답은 '노(No)'였다. 원래 인체에 사용하는 제품은 모두 자연에서 유래했다. 천연물질을 '화학적으로' 추출해서 정제한 것이다. 브리태니커 백과사전에 의하면, 바셀린의 원료인 석유는 '땅속에서 천연으로 나는 탄

백색 바셀린 구입하기

바셀린은 피부를 보호하는 기능이 있어서 내부의 수분이 증발하는 것을 막고, 외부의 영향을 막아준다. 식물성 오일과 다르게 쉽게 산화하지 않는 것이 장점이지만, 피부 본연의 기능을 회복하기 위해 되도록 바셀린에 의존하지는 말아야 한다.

저자는 '일본약국방 인증을 받은 백색 바셀린'을 추천한다. 일본약국방은 일본 내에서 판매하는 중요 의약품에 품질·효능·순도의 기준을 정한 공증서이다.

한국의 경우 제약회사에서 생산하고 약국 및 인터넷에서 구입할 수 있다. 가격은 100그램에 1500~2500원 선이다. 제조사는 성광제약, 락희제약, 하이테크팜, 청솔제약, 그린제약 등 5곳이며 일반 약국에서 구입할 수 있다.

화수소를 주성분으로 하는 가연성 물질의 총칭'이다.

바셀린에는 훌륭한 특성이 있다. 첫째, 웬만해선 산화하지 않는다. 둘째, 피부에 스며들지 않는다. 따라서 피부에 자극을 주지 않기 때문에 비누로 지울 필요가 없다. 올리브 오일, 호호바 오일, 마유 등은 계면활성제를 포함하지 않는다는 점에서 크림보다 낫지만 시간이 지나면 산화하므로 피부에 부담을 준다.

바셀린은 발림성이 나쁜 게 흠이지만, 면봉으로 조금만 떠서 손바닥으로 얇게 펴 얼굴에 살짝 누르듯 바르면 피부에 밀착되고 양 조절도 쉽다. 화장품처럼 번들거리게 발라선 안 된다. 살짝 보호막을 씌운 느낌이면 된다.

그렇지만 어디까지나 바셀린은 보조용품이다. 바셀린에 의지해선 안 된다. 피부가 극히 건조하거나 각질이 심할 때만 사용하고, 아무것도 바르지 않는 것이 피부에 제일 좋다는 점을 잊지 말았으면 한다.

백색 바셀린 활용하기

★ **얼굴피부가 건조할 때 응급처치로**
얼굴 전체에 바를 때는 면봉으로 조금만 떠서(면봉의 1/2 이하)로 손바닥을 비벼편 뒤 얼굴을 감싸듯 가볍게 누른다. '문지르지 않는 것'이 중요하다.

★ **입술 : 입술이 트는 것을 방지 / 착색 방지 / 립글로스 대용**
립스틱 때문에 입술이 튼 사람이 꽤 많다. 립스틱의 성분이 피부에 좋지 않다는 것은 잘 알려진 사실이다. 예를 들어 타르색소 가운데 적색202호는 립스틱에 흔히 사용되는데 피부염을 일으킬 우려가 있다. 물론 계면활성제와 산화방지제도 듬뿍 들어 있다.
립스틱을 바르기 전에 바셀린을 얇게 펴 바르면 립스틱이 피부에 직접 닿지 않으므로 안심할 수 있다. 참고로, 세로로 바른다. 입술 조직은 세로결이기 때문에 빈틈없이 바를 수 있다. 입술이 거칠어졌다고 해서 립밤이나 립크림을 바르지 말 것!

★ 손 : 핸드크림 대용
두말할 필요가 없다. 핸드크림 대신 바르면 그 이상의 효과를 기대할 수 있다.

★ 발뒤꿈치 : 발뒤꿈치 각질 제거 / 발 전용 제품 대용
목욕 중에 발꿈치를 경석으로 문질러 각질을 제거한 뒤 바셀린을 바르고 랩으로 감싼다. 5분이면 충분하다. 놀랄 만큼 촉촉해진다. 그동안 까슬까슬한 발뒤꿈치 각질 때문에 이것저것 참 많이도 샀다. 발 전용 스크럽, 발 전용 각질 제거기, 발뒤꿈치 보호 양말, 전용 크림 등. 값싼 바셀린 하나면 됐던 것을 말이다.

★ 메이크업베이스 대용
색조화장 전에 바셀린을 얇게 바르면 바셀린이 보호막 구실을 해서 얼굴에 닿을 유해성분, 즉 계면활성제·합성폴리머·타르색소 등이 피부에 주는 부담을 줄일 수 있다.

★ 가려움 방지
겨울이 되면 피부가 가려운 일이 종종 있다. 일반 크림을 애용하던 친구에게 바셀린을 추천했는데 발라보더니 가려움이 싹 사라졌다며 기뻐했다.

피부단식은 게으른 나에게
안성맞춤

✽   피부단식이 지속될수록 이 생활이 나에게 맞는다는 걸 느낀다. 편해서 하루하루가 즐겁다. 자랑은 아니지만(진심이다) 젊었을 적부터 게으름만큼은 남에게 뒤지지 않았던 내 성향 덕분이리라.

독일 유학 시절은 게으름이 조금 수그러들었던 유일한 시기이다. 다세대주택 5층에서 살았는데, 1층에 대형 마트가 있어서 늘 그곳에서 장을 봤다. 당시 독일은 평일 오후 6시 이후, 주말 토요일 오후 2시부터 월요일 아침까지 모든 가게가 문을 닫았다(레스토랑, 카페, 역, 공항 면세점은 예외). 그러니 조금만 시간을 놓치면 아차 하는 순간에 토요일 오후부터 월요일 아침까지 굶게 된다. 몇 번인가 굶주림을 경험한 나는 무슨 일이 있어도 토요일 오후 2시 이전에 반드시 그 마트에서 장을 봤다.

그런데 토요일은 아르바이트를 하지 않는 날이라 늦잠을 자기 일쑤였다. 평소 같으면 알람시계를 맞춰두어도 소용없었을 텐데 '2시 넘으면 주말 내내 쫄쫄 굶는다'라는 생각이 잠재의식에 각인되었는지 오후 1시 30분쯤이면 일어났다. 눈을 뜨자마자 세수도 하지 않고 네글리제(얇고 가벼운 원피스 잠옷-역자주) 위에 겨울에는 모직코트, 그 외의 계절에는 트렌치코트를 걸치고 뛰쳐나가 엘리베이터를 타고 마트로 가서는 2시 전에 가까스로 이틀치 식량을 구입하고 한숨을 돌렸다.

꽤나 염세주의적이었던 고등학생부터 대학생 시절에는 매일 밤 잠들 때마다 이런 생각을 했다.

'이대로 안 깨어났으면 좋겠다.'

그리고 늘 똑같은 혼잣말을 내뱉었다.

"그럼 세수를 안 해도 되고, 이 안 닦아도 되는데."

그러나 다음 날 아침에 눈을 뜨면 아무 일 없었다는 듯 하루를 시작했다. 세상을 비관한 건 아니다. 무엇보다 전날 밤에 그런 생각을 했다는 것 자체를 잊어버린 것 같다. 하지만 막상 밤이 되어 이불 속에 들어가면 마치 주문처럼 혼잣말을 되풀이했다(유학 시절에는 한 번도 그런 적이 없었다. 이것도 신기하다).

6~7년 넘게 이어진 이 생각의 정체는 무엇일까? 잠재적인 염세주의? 아니면 단순한 귀차니즘? 지금까지 답을 찾지 못했다. 그저 청춘 특유의 '일상성에 대한 혐오'를 표출한 행동이었을 거라 추측할 뿐이다. 그렇다 해도 잠들기 전 혼잣말이 '세안과 양치질을 피할 수 있으니 이대로 안 깨어났으면 좋겠다'라니, 역시 나의 귀차니즘과 게으름은 최상급인 것 같다.

여전히 피부는 까칠하고 각질이 무성하다.

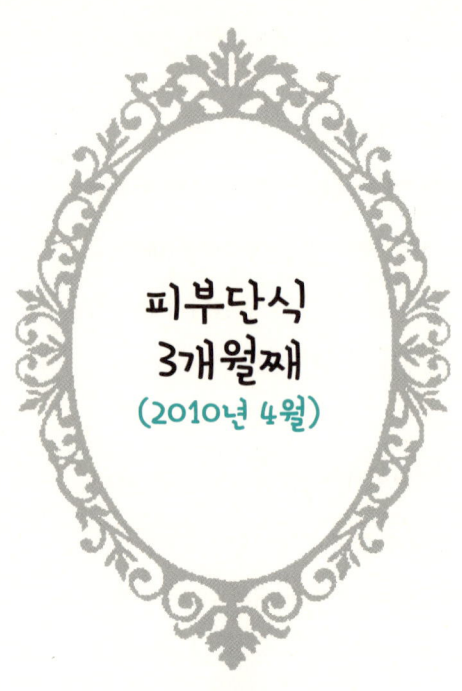

피부단식 3개월째
(2010년 4월)

피부단식 3개월째다. 요즘은 일어나면 습관처럼 거울을 본다. 허물은 여전하다. 코와 입 주변이 유독 심하다.

세안할 때 매끄러운 감촉을 느낄 수가 없다. '다시 화장품을 바를까?'라는 생각이 자꾸 고개를 내밀지만 이왕 시작했으니 앞으로 한 달, 아니 조금이라도 더 참아보자고 마음을 다잡는다.

거울을 보는데 얼핏 팔자주름에 눈길이 갔다. 지금까지 건조한 피부와 허물만 신경 쓰느라 늘 거울을 보면서도 얼굴 전체를 꼼꼼히 살피지 않았었다. 그런데 팔자주름이 옅어졌다! 틀림없다. 최근 몇 년간 팔자주름이 이렇게 눈에 띄지 않았던 적이 없었다!

놀라운 변화가 하나 더 있었다. 얼굴에 온통 각질이 일어나고 허물이 벗어지는데도 피부가 건강해 보인다. 굉장히 신기한 현상을 구경하는 기분이었다.

피부단식, 내가 처음은 아니었어

✽   아직까지 좌우간 피부단식에 대해 모르는 것 투성이라 정보를 얻으려고 인터넷을 검색했다. 있다, 있어! 피부단식을 주제로 하는 사이트나 블로그가 너무 많아서 도저히 다 둘러보지 못하겠다. '아무것도 바르지 않아도 된다'고 주장하는 블로그 글도 상당수다. 그 가운데 '얼굴에 아무것도 바르지 않았더니 한동안 수염처럼 허물이 벗어졌는데 지금은 피부가 깨끗하게 회복되었다'라는 글이 있었다. 마음이 한결 편해졌다.

관련 정보를 더 찾다가 '비밀의 화장품'이라는 사이트를 발견했다. 이 사이트는 철저하게 화장품을 바르지 않는 것을 권장하고, 2004년부터 메일 매거진도 발행하고 있었다. 피부단식의 역사가 이렇게 길었다니….

그 자리에서 창간호를 읽었다.

> 가장 좋은 미용법은 '아무것도 하지 않는 것'. 피부가 땅기면 바로 스킨을 찾게 되는데 잠깐 참아보세요. 아무것도 바르지 않고 한 시간만 피부를 가만히 둡니다. 용기가 필요하겠지요. 하지만 참고 또 참으면….

한 시간 경과한 뒤에 뺨을 살짝 만져보세요. 촉촉함이 손끝으로 느껴집니다.

피부의 피지막은 스스로 재생합니다.

흠, 기타사토 연구소병원에서 들은 이야기와 비슷하다.

걱정할 거 없어, 피부는 똑똑하니까

✽   여성이라면 누구나 피부가 건조해지는 것을 두려워한다. 그래서 보습에 좋은 화장품을 사서 바르는 등 기초화장에 많은 신경을 쓴다.

그런데 피부단식은 기초화장을 하지 말라고 한다. 이제껏 알아왔던 사실과 정반대되는 주장이라 많은 사람들이 피부단식을 시작하기를 망설인다. 나도 그랬다. 하지만 두려워할 것도 걱정할 필요도 없다. 피부는 우리가 상상하는 것보다 훨씬 똑똑하기 때문이다.

뭍에 사는 동물에게 가장 큰 적은 '건조'다. 하지만 동물의 몸은 건조로부터 자신을 지키기 위한 자체 시스템을 갖추고 있다. 올챙이가 개구리로 성장하는 과정에서 물속에 살았을 때는 없었던 각질층이 생긴다. 각질층은 수분 증발을 막는 역할을 한다. 개구리의 몸도 이러한데, 하물며 만물의 영장인 인간의 피부가 건조에 대한 대비책을 마련하지 않았을 리 없다.

실제로 인간의 피부는 수분을 붙들어 건조를 막을 뿐만 아니라 이물질의 침입을 막는 시스템을 갖추고 있다. 이를 '피부의 장벽 기능'이라고 한다.

이 외에도 피부가 똑똑하다는 근거는 많다. 그중에서 기초화장을 하지 않아도 되는 근거는 다음과 같다. 단, 이 근거들은 '피부가 건강하고 장벽 기능이 정상인 경우'를 전제로 한다.

기초화장품을 끊어도 되는 4가지 근거

★ 피부는 외부물질을 흡수하지 않는다.
★ 피부는 스스로 보습한다.
★ 공기가 건조해도 피부는 건조해지지 않는다.
★ 나이가 들어도 피부의 수분량과 피지량은 감소하지 않는다.

피부는 외부물질을 흡수하지 않는다

동물은 신체구조상 외부물질을 입과 코로만 받아들이게 되어 있다. 따라서 피부로는 아무것도 받아들이지 못한다. 피부는 외부를 차단하는 장벽이며, 체내 수분의 증발을 막고 유해물질이나 병원균의 침입도 막는다.

인간의 몸은 약 70%가 수분으로 이루어져 있는데 그 수분을 유지할 수 있는 것도 물을 통과시키지 않는 막(각질층)이 몸 전체를 덮고 있기 때문이다. 바다에서 수영을 하거나 입욕을 할 수 있는 것도 이 장벽 기능이 있기 때문이다. 장벽 기능이 없었다면 바닷물이나 따뜻한 물이 체내로 유입되고 말았을 것이다.

각질층은 두께가 겨우 0.02mm에 불과하지만, 같은 두께의 폴리에틸렌(PE, 플라스틱)과 맞먹을 만큼 방수성이 강하다. 표피세포는 끊임없이 피부 표면으로 밀려 올라가 각질세포로 변해서 각질층을 형성한다. 피부 표면에 도달한 각질세포는 때로 떨어져나간다. 이 과정을 '피부의 신진대사' 혹은 '턴오버'라고 하며, 주기는 대략 4주(28일)다. 하지만 나이가 들수록 그 주기는 길어진다.

이처럼 견고한 장벽 기능으로 인해 피부 속에는 아무것도 스며들지 못한다. 고가의 콜라겐 화장품을 발라도 아무 소용이 없다는 뜻이다.

그렇다면 먹으면 어떨까? 최근 먹는 콜라겐이 큰 인기를 끌고 있지만, 소용없기는 매한가지다. 섭취한 콜라겐은 위에서 아미노산으로 분해된 뒤 장에 흡수되기 때문이다.

곰곰이 생각해봤다. 목욕을 할 때 목욕물이 우리 몸속까지 들어오지 않는 걸 보면 피부에 무얼 발라도 스며들지 않는다는 걸 짐작할 수 있다.

그런데 대부분의 사람들은 이러한 피부의 장벽 기능을 받아들이는 것이 쉽지 않은 모양이다. 내가 피부의 장벽 기능에 관해서 이야기하면 다들 눈이 동그래지며 다양한 반응을 보인다.

- "듣고 보니 그렇네요. 하지만 잡지나 방송에서는 '화장품 성분이 피부에 침투한다'라고 광고하잖아요. 그리고 화장품을 바를 때면 스며드는 느낌이 나는 걸요."
- "당신 말이 맞아요. 하지만 화장품은 특별히 피부 속까지 흡수될 수

::: 피부 단면도

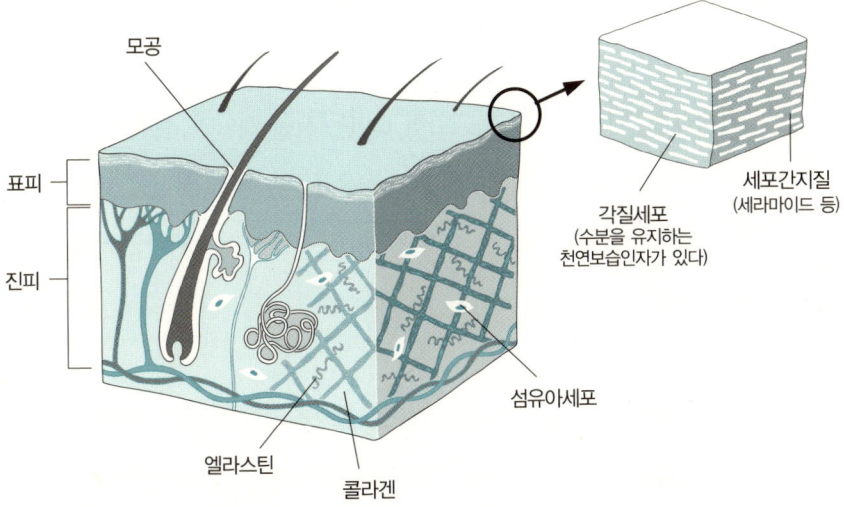

::: 피부의 신진대사(턴오버) 주기

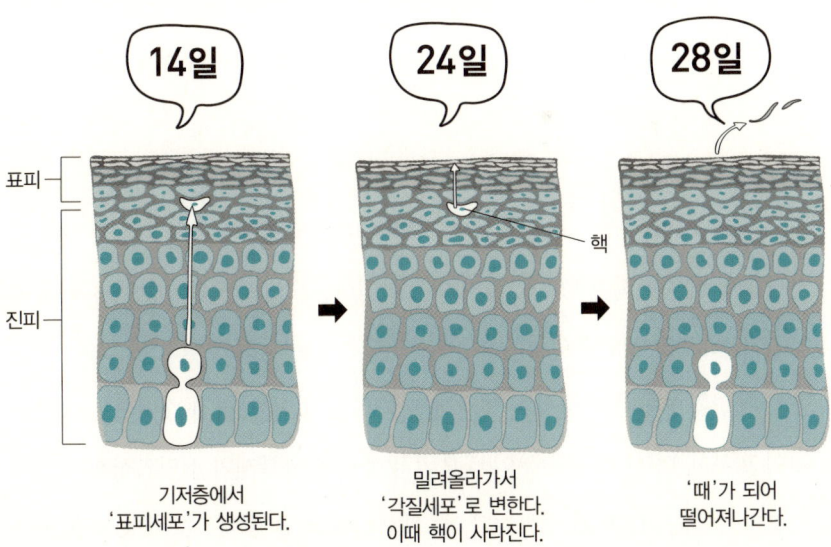

있도록 만들지 않았을까요?"

 이들의 말이 아주 틀리지는 않았다. 하지만 '장벽 기능으로 스며들지 않는다'는 것은 '장벽 기능을 파괴하면 스며든다'는 것이며, 실제로 화장품은 피부의 장벽 기능을 파괴함으로써 피부 속으로 스며드는 게 진실이다.
 무언가가 피부에 스며들게 하기 위해 장벽 기능을 파괴하는 방법은 두 가지가 있다.

- **의료 행위** : 치료를 하려면 약품을 침투시켜야 한다. 그래서 약품을 사용해 일시적으로 장벽 기능을 파괴한다. 이 경우 보통 24시간이 지나면 거의 회복된다.
- **화장품** : 화장품에 들어 있는 계면활성제는 장벽 기능을 파괴해서 유효 성분을 침투시킨다. 따라서 피부는 건조해지고 노화가 촉진된다. 이 경우 '피부에 스며든다'고 할 수 있지만 피부가 해를 입는 건 피할 수 없다.

 물과 기름은 섞이지 않지만 계면활성제를 넣으면 잘 섞인다. 그래서 계면활성제는 유화제라고도 불리며 로션이나 크림, 세제를 만들 때 꼭 들어간다. 하지만 계면활성제는 피부에 해를 끼치는 단점이 있다.
 계면활성제의 유해성을 생각하면 끈적임 없이 가볍게 스며드는 화장품이 피부에 더 나쁘다. 수분이 많으면 많을수록 방부제와 계면활성제가 많이 들어갔다는 의미이기 때문이다. 즉 에센스와 크림 중에서는 에센스가, 파운

::: 계면활성제가 피부를 파괴한다

피부 자극이 크고, 계면활성제가 많고, 방부제의 함유량이 많은 순서

● 기초화장품

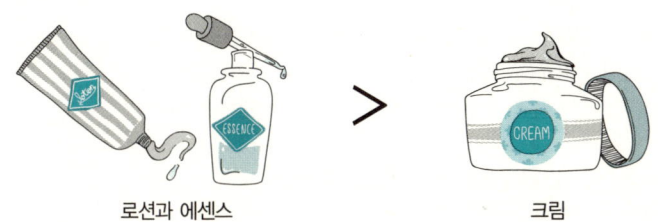

● 색조화장품

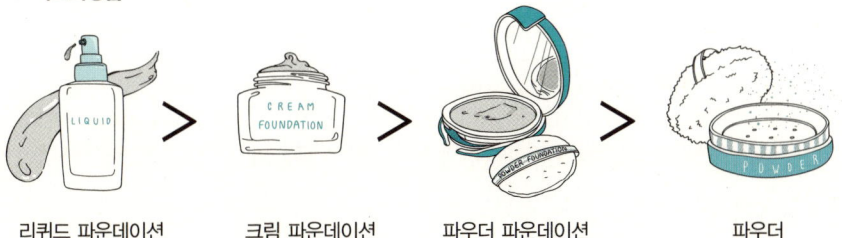

● 계면활성제의 유해성

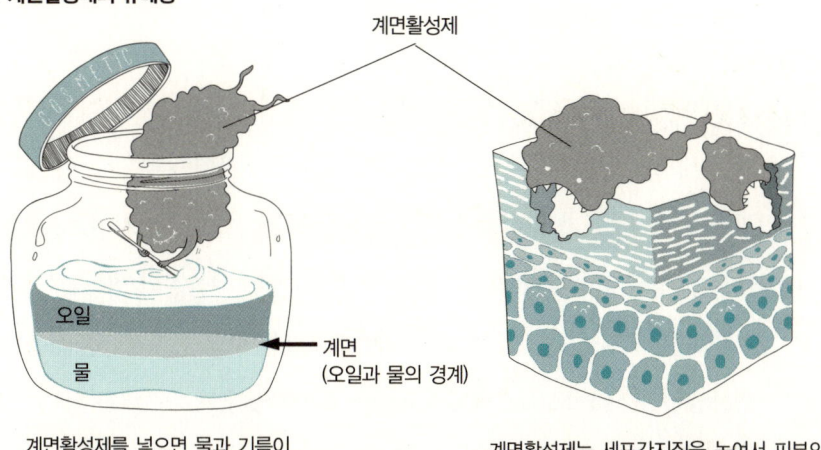

계면활성제의 유해성
★ 천연보습인자(NMF) 및 세포간지질을 녹이고 장벽 기능을 파괴한다.
★ 병원균과 곰팡이의 공격을 막는 피부상재균(124~126쪽 참조)을 죽인다.
★ 방부제, 타르색소와 같은 유해화학물질도 동시에 침투하게 만든다.

계면활성제가 들어간 화장품을 지속적으로 사용하면
★ 피부가 건조해진다.
★ 알레르기 반응이 일어나거나 염증이 생긴다.
★ 병원균에 쉽게 노출된다.

데이션에서는 '리퀴드 타입 > 크림 타입 > 파우더 타입' 순으로 피부에 자극적이다.

피부는 스스로 보습한다

표피세포가 죽으면 각질세포가 된다. 이 과정에서 각질세포 사이를 연결해주는 세포간지질가 바깥으로 밀려나가 죽은 세포 사이를 메운다. 이 세포간지질과 각질세포가 각질층이다. 각질층은 벽돌(각질세포)을 시멘트(세포간지질)로 고정시켜서 담처럼 쌓아올린 형태로, 외부 이물질의 침입을 막고 내부의 수분을 붙잡는 역할을 한다. 각질세포에는 수분을 유지하는 성분인 천연보습인자(NMF, Natural Moisturizing Factor)가 있다.

세포간지질과 천연보습인자야말로 피부 스스로 만들어내는 보습 성분이며 장벽 기능의 주요 자원이다. 세포간지질의 주성분은 세라마이드이고, 천연보습인자의 주성분은 아미노산이다(63쪽 참조). 이 성분들을 인공적으로 만들어내기란 불가능하며, 아무리 비싼 화장품도 세포간지질과 천연보습인자의 역할을 대신하지 못한다.

피부의 가장 바깥쪽에는 피지와 땀으로 만들어진 피지막이 있어서 수분을 튕겨낸다. 피지막은 세안하면 씻겨나가지만, 아무것도 바르지 않고 30분가량 기다리면 저절로 분비된다.

공기가 건조해도 피부는 건조해지지 않는다

■ 화장품이 피부를 건조하게 만든다

공기가 건조하면 피부가 쉬이 건조해지는 것은 맞지만 그것은 어디까지나 결과이지 원인이 아니다. 피부 건조의 가장 큰 원인은 기초화장품이다.

기초화장품에 길들여진 피부는 수분을 붙잡는 기능이 약하다. 여기에 주변 공기가 더해지면 수분 증발이 일어나 피부가 건조해지는 것이다.

"평소 화장품을 바르지 않는 남자들도 겨울에는 건조하다고 하잖아요."

이렇게 반박하는 독자가 있을지 모르겠다. 그 말도 일리가 있다. 그러나 장벽 기능이 약해지는 원인은 기초화장품 외에도 다양하다. 스트레스와 수면 부족도 원인이지만, 요즘같이 건조한 시기에는 '항상성'이 큰 영향을 끼친다.

인체에는 환경이 변화해도 신체를 일정한 상태로 유지하려는 기능이 있는데, 이것을 항상성이라고 한다. 체온과 혈압이 항상성의 대표적인 예다.

기온이 내려가도 체온이 떨어지지 않는 것은 항상성 덕분이다. 그러면 항상성은 피부에 어떤 작용을 할까?

모세혈관은 피부에 영양분을 공급하는 통로인데, 기온이 올라가면 체온이 너무 높아지는 것을 막기 위해 모세혈관을 확장하기 때문에 혈액순환이 원활해지고 피부에 영양이 충분히 공급되어 장벽 기능이 강해진다. 그래서 여름에는 건조하다고 느끼지 않는다. 날이 추워지면 반대 현상이 일어난다. 체온이 내려가는 것을 막기 위해 모세혈관이 수축하고, 그 결과 혈액순환이 나빠지고 피부에 영양이 공급되지 않으므로 장벽 기능이 약해진다. 그래서 겨울에는 피부가 건조하다고 느끼는 것이다.

■ 갑작스런 습도와 기온의 변화, 건강하지 않은 생활이 피부를 건조하게 만든다

건조한 공기가 직접적으로 피부 건조에 영향을 주는 경우도 있다. 습도가 갑자기 크게 변화할 때다. 예를 들어 따뜻하고 습도가 높은 실내에 있다가 갑자기 춥고 건조한 실외 공기에 노출되면 피부는 건조해진다. 피부의 장벽 기능이 급격한 변화를 따라잡지 못하기 때문이다.

여름에도 같은 현상이 벌어진다. 에어컨으로 냉방을 한 실내에서 갑자기 더운 실외로 나가면 급격한 습도와 기온 변화를 겪는다. 단, 여름은 겨울보다 기온이 높아서 피부가 쉽게 건조해지지 않으므로 트러블이 잘 생기지 않는다.

그러고 보니 〈다메시테 갓텐(실험해서 이해하자)〉이라는 TV 정보 프로그램에서 이 주제에 관해 다룬 기억이 난다. 실험쥐 A를 평균 습도 40~70%인 방에, B를 습도 80%인 방에 넣어두고 방치했다. 2주 뒤에 A와 B를 습도 10%인 방으로 옮기자 80%인 방에 있었던 실험쥐 B의 피부가 하루 만에 건

조해졌다. 급격한 습도 차가 피부에 악영향을 끼친 것이다.

이 실험을 통해 알 수 있듯이 실내 습도는 40~60%로 유지하는 것이 좋다. 또한 초봄이나 초가을이 따뜻한 점에서는 겨울보다 조건이 좋지만 일교차가 크기 때문에 아무래도 피부의 장벽 기능이 약해지기 쉽다. 환절기에 피부가 거칠어지는 것도 이 때문이다.

고로 여태껏 기초화장을 해왔고 피부가 건조하다고 느낀다면 가습기를 사용하는 것도 의미가 있다. 가습기는 점막을 보호하는 것은 물론 감기 예방에도 좋기 때문이다. 하지만 나는 가습기를 사용하지 않는다. 이유는 피부가 건조하지 않을뿐더러 물을 갈기가 귀찮아서다. 그런 번거로움을 감당할 수만 있다면 가습기를 사용해 피부 건조를 해소하면 된다.

지겹도록 되풀이하지만, 피부의 장벽 기능이 무너지면 건조한 공기에 바로 영향을 받는다. 장벽 기능이 무너진 부분에서 수분이 빠져나가 피부가 뻣뻣해지고 땅긴다. 결코 화장품을 통한 보습이 부족하기 때문이 아니다. 또한 건강한 피부라도 수면 부족, 과로, 스트레스 때문에 일시적으로 장벽 기능이 나빠질 때가 있다. 이럴 때는 장벽 기능이 회복되는 동안 응급처치로 바셀린을 얇게 펴 바르면 된다(참고로, 나는 외출하는 일이 드문 데다 가려움이나 따끔거림과 같은 자각증상이 없었기 때문에 겨울에 건조해도 내버려뒀는데 2011년 2월 미용검진 결과에서 알 수 있듯이 건조한 날씨가 피부에 아무런 영향을 주지 않았다).

이렇듯 날씨 및 기온과 피부의 장벽 기능은 매우 밀접한 관련이 있다. 기온이 내려갈 때 몸을 따뜻하게 하면 장벽 기능도 영향을 적게 받는다. '몸을 따뜻하게 하라'는 선조의 지혜에 감탄할 따름이다. 그리고 멋 부린답시고 얇은 옷을 고수했던 지난날을 반성했다.

'말할 필요도 없지만 피부에 중요한 것은 충분한 수면, 균형 잡힌 식생활, 적당한 운동'…이라고 쓰다가 나 자신을 돌아보곤 저절로 손이 멈췄다. 올빼미 생활, 불규칙한 식사, 운동 부족, 이렇게 삼박자를 고루 갖춘 사람이 나이기 때문이다. 달라진 점이 있다면 겨울에 옷을 따뜻하게 껴입는 정도?

희소식 아닌가? 피부에 굉장히 나쁜 생활을 하는데도 기초화장품을 끊고 체온을 유지하는 것만으로 피부의 장벽 기능이 회복된다니 말이다.

나이를 먹어도 피부 속 수분량과 피지량은 감소하지 않는다

화장품 업계에서는 나이를 먹을수록 피부 속 수분량과 피지량이 줄어든다고 광고한다. 그러나 그 광고는 진실이 아니다. 나중에 자세히 설명하겠지만 방송에서도 증명했고 관련 연구 보고[*]도 있다. 물론 이것도 '피부가 건강하고 장벽 기능이 정상일 때'의 이야기다.

피부단식을 하며 알게 된 사실 중에서 '나이를 먹어도 피부 속 수분량과 피지량은 줄어들지 않는다'는 것은 내게 커다란 충격이었다. 인터넷에서든 잡지에서든 '나이 들수록 피부 속 수분과 피지가 줄어든다. 그래서 나이를 먹으면 피부가 푸석푸석하고 가려워진다'라고 적혀 있지 않은가.

하지만 어린 나이부터 기초화장품을 바르는 일이 일반화된 요즘 세태와

---

[*] 資料『年齡と肌の關係(연령과 피부의 관계)』三木聰子(東邦大學醫學部第二皮膚科) ほか : 皮膚彈力による肌年齡の算出(日本皮膚科學會雜誌 The Japanese Journal of Dematology Vol.114, No.3, 2004)

건조한 피부로 고생하는 젊은이가 급증하는 현상의 관련성을 외면해서는 안 된다. 또한 여성은 대부분 기초화장품을 바르기 때문에 피부 손상으로 인해 나이를 먹을수록 피부에서 수분과 피지가 적게 분비된다는 것은 충분히 있을 수 있는 일이다. 다만 피부의 탄력이 떨어지는 이유는 수분과 피지 감소가 아닌 노화 때문이다.

나이를 먹으면 주름, 기미, 탄력 저하가 많아지는 이유

★ 장기간의 화장품 사용

예전에는 스무 살이 되면서 화장품을 바르는 사람이 더 많았지만, 요즘은 여중고생의 90% 이상이 기초화장품을 바른다. 어쨌든 나이가 많은 사람일수록 기초화장품을 발라온 기간이 길고, 화장품으로 인한 피부 손상도 더 크다.
단, 현재 고령인 여성들은 사정이 조금 다르다. 요즘 여중고생만큼 화장품을 장기간 바르지 않았기 때문이다. 그것이 현재 고령자 가운데 주름이 생기거나 탄력은 떨어졌지만 피부가 고운 여성이 많은 이유다.

★ 광노화의 누적

광노화는 주로 자외선으로 피부가 손상되는 것을 일컫는다. 나이를 먹으면 그만큼 손상이 누적되는 게 당연하다.

★ 생물로서의 노화

피부의 탄력을 유지하는 성분은 진피층의 콜라겐 조직과 엘라스틴이다(63쪽 참조). 콜라겐과 엘라스틴은 피하조직에 있는 지방도 지탱한다. 즉 진피와 피하조직은 그 사이에 있는 진피층이 받치고 있는 셈이다.
그런데 나이가 들면서 진피층이 점점 약해지고, 50세가 지나면 콜라겐이 거의 생성되지 않기 때문에 나이를 먹을수록 탄력, 즉 팽팽함이 떨어져 피부가 쳐지

> 고 주름이 늘어나는 것이다. 단, 촘촘한 피부의 결, 즉 피부 본연의 아름다움과 탄력은 별개다.
> 피부가 쇠약해지는 여러 원인 가운데 노화 때문에 나타나는 증상은 약 20%라고 한다. 그 외의 증상은 생활습관(수면, 식생활, 운동)과 밀접한 관계가 있다는 사실은 두말 할 나위가 없다.

색조화장품도 골라 쓰자

✱ 나는 요즘 아침에 일어나면 비누 없이 물로만 세안한 다음 맨 얼굴에 파우더(가벼운 외출)나 파우더 파운데이션(외출 시간이 길어질 때)을 바른다. 그리고 포인트 메이크업을 한다. 파우더와 파우더 파운데이션은 통신판매로 구매한 제품으로, 계면활성제나 실리콘은 들어가지 않고 4가지 성분으로만 만들어졌다.

겉으로 보기에는 아무래도 리퀴드 파운데이션을 바른 얼굴이 촉촉하고 화사해 보인다. 그러나 파우더만 바르는 지금이 훨씬 자연스럽게 느껴진다. 나는 화장을 하는 날이 일주일에 한 번 정도라서 리퀴드 파운데이션을 발라도 크게 문제 될 건 없지만, 피부에 나쁜 것은 되도록 멀리하려고 마음먹었기에 파우더 파운데이션을 고집한다.

화장을 지우는 일도 매우 간단해졌다. 포인트 메이크업은 화장솜에 물이나 바셀린을 묻혀서 지운다. 문지르지 않도록 주의하며 살살 닦아내고, 깨끗하게 지워지지 않아도 신경 쓰지 않는다. 그 뒤에 물로 씻는다. 눈썹이든 립스틱이든 색소가 남아 있으면 큰일이 날 것 같지만, 피부에 스며드는 일은 없으니 안심하라. 게으른 나는 "다음에 그릴 때 편하니 꼼꼼히 지우지 않아도 괜찮아"라며 은근슬쩍 넘어가지만, 정 찝찝하면 화장솜이나 면봉에 비눗물을 적셔서 지우면 된다.

파운데이션을 제외한 포인트 화장은 피부단식 전에 쓰던 화장품을 그대로 쓰지만 기초화장품은 이제 필요 없다. 하지만 아까운 생각에 좀처럼 버리지 못하고 있다. 게다가 지금도 마음속 어딘가에서 '혹시 만에 하나…'라는 속삭임이 지속적으로 들려온다. 허물은 그대로에, 매끈한 촉감은 사라지고, 겉보기에도 화장품을 바르던 때가 훨씬 나았다는 느낌이 들기 때문이다.

만약 미용검진을 받지 않았다면 벌써 피부단식을 포기했을 것이다. 화장품을 바르면 즉시 촉촉하고 윤기 있어지니까(그렇게 보였을 뿐인데…). 역시 화장품의 위력은 대단하다.

두 번째 미용검진, 기대했건만…

✽   4월 14일, 두 번째 미용검진을 했다. 담당의가 급한 볼일이 생겨서 다른 의사에게 진료를 받았다. 현미경으로 피부를 보자마자 나오는 첫마디.

"피부가 손상되었군요."

지난 3월의 검진 데이터를 찾지 못해 비교할 수 없어서 아쉬웠다. 상태가 나쁘다는 건 잘 알고 있었으나 피부가 얼마나 변화됐는지 궁금했다. 더디더라도 회복되고 있다는 확신만 있으면 버틸 수 있을 것 같았다.

나 스스로는 팔자주름도 그렇고, 피부 건강이 회복되고 있다고 느끼고 있었다. 하지만 모니터에 비친 내 피부는 변함없이 결이 보이지 않았다. 게다가 얼굴피부 전반에 지렁이 같은 자국이 보였다.

"이것은 뭔가요? 젊은 시절부터 피부 곱다는 소리를 자주 들었는데(무심코 같은 말을 반복하는 내가 싫다)…."

"흉터예요. 이런 흉터가 있다는 것은 진피까지 손상되었다는 의미지요."
의사의 설명에 충격을 받았다.

"그렇다 하더라도 기초화장품을 바르지 않은 지 두 달이나 됐는데 피부가 이렇게 손상되었을 줄은 생각도 못 했어요."

"네. 빠른 사람은 2주 만에 변화가 나타나지만, 이 상태라면 1년 정도 걸리겠는데요."

실망이지만 어쩔 수 없다. 오랜 기간 동안 기초화장품을 발라왔고, 이 나이에는 신진대사 속도도 느리니 말이다. 느긋하게 기다려야 한다.

지금 사용하고 있는 헤어케어 제품의 성분에 대해서도 질문했다.

"사용이 금지된 성분은 들어 있지 않습니다. 하지만 헤어케어 제품을 사용하지만 않아도 샴푸나 린스를 쓰지 않는 것과 똑같은 효과가 있습니다."

첫 번째 검진 이후 저녁에만 비누로 세안을 하고 아침에는 물세안을 한다. 진찰 후 간호사에게 "두 달 가까이 아무것도 바르지 않았는데 허물이 낫질 않는다"고 이야기했더니 "비누 세안을 하기 때문이 아닐까요? 화장을 하지 않는 날은 비누를 쓰지 않아도 됩니다"라고 대답했다. 그래서 화장을 한 날에만 비누를 쓰는 것으로 작전을 바꿨다. 그것은 비누 세안을 거의 하지 않는 것이나 다름없다.

놀랍다, 턱 선이 갸름해졌다!

✱ 반년 만에 아들이 다녀갔다. 나를 보고 눈이 휘둥그레진다.

"어머니, 살 빠지셨어요?"

"아니, 똑같은데. 왜?"

"얼굴이 갸름해지신 것 같아서요."

거울을 봤다. 앗, 정말이다! 턱 선이 조금 날렵해졌다. 피부에 탄력이 생겼음이 틀림없다. 그때 내 안에서 처음으로 어떤 생각이 꿈틀거렸다.

'그래. 피부에 아무것도 바르지 않아도 된다는 것을 직접 증명하자. 그리고 기초화장품의 사용에 이의를 제기하자!'

나는 피부 때문에 고민해본 적이 없었고, 우연히 피부관리 책을 읽고 호기심이 발동해 기초화장품을 끊었을 뿐이다. 그래서 처음에는 피부 상태만 관찰했다. 큰 욕심도 없었다. 그저 '아무것도 바르지 않아도 이전의 피부 상태를 유지하면 성공이다. 그래, 화장품을 바를 때와 바르지 않을 때가 같기만 한다면' 이 정도의 마음이었다. 솔직히 말해서 기초화장품을 끊어서 피부가 좋아지리라고는 생각하지도 못했다. 그런데 팔자주름과 턱 선에 변화가 생기고 나니 혼자만 알고 있기가 아까웠다. 내 경험을 많은 사람에게 알리고 싶어진 것이다.

기초화장품의 필요성에 이의를 제기하자

생각해보면 나는 어릴 적부터 이의를 자주 제기했던 것 같다. 초등학교 입학식 때도 그랬다.

입학식이 끝난 뒤에 학교에서 조촐한 기념행사가 열렸다. 아마도 친목을 다지기 위해서였을 것이다. 하지만 그 행사에 참석하기가 싫었다. 기억이 가물가물하지만, 어린 내 눈에는 그 상황이 억지스럽게 보였던 것 같다. 그래서 몰래 빠져나와 혼자서 학교를 둘러보았다. 나는 이 장면밖에 기억하지 못하는데, 나중에 담임선생님이 이런 이야기를 들려주셨다.

"왜 춤을 추지 않느냐고 물었더니 '저는 그렇게 유치한 춤은 추지 않아요'라고 대답하더구나. 선생님은 너의 그 말을 평생 잊지 못할 거야."

4학년 때도 이의를 제기한 일이 있었다. 담임선생님이 남자였는데, 아이들에 대해 편애가 지나쳤다. 요즘 같으면 상상조차 하기 힘든 일이지만, 귀여워하는 여자아이를 무릎에 앉히고 수업하는 것은 예사였고, 마음에 들지 않는 남자아이에게는 폭력을 가했다. 나는 무척 화가 나서 항의문을 작성해서 담임선생님에게 건넸다. 담임선생님은 불같이 화를 내면서 반 아이들 앞에서 큰소리로 읽은 다음 나를 비난했다.

5학년 때의 일이다. 여학생들은 남학생들을 이름으로 불렀는데 남학생들은 '야', '너'라고 하대하기에 도저히 참을 수 없었다.

"이번 학급회의에서 다 같이 건의하자."

"맞아, 맞아."

"늘 불만이었어."

여기저기서 여학생들이 한마디씩 거들었다. 그 가운데 몇 명은 말을 꺼낸 나보다 더 적극적이었다.

다음날 학급회의 시간에 내가 안건을 올리자마자 남학생들의 비난이 빗발쳤다. 나는 기죽지 않았다.

"하지만 여학생들은 다들 그렇게 생각합니다. 얘들아, 내 말이 맞지?"

그런데 나에게 협력을 요청한 여학생들은 남학생들의 맹렬한 항의 앞에 모두 고개를 숙이고 입을 꾹 다물었다. 결국 나는 '재수 없는 여자애'로 낙인찍혀서 남학생들에게 괴롭힘을 당했다.

동성에 대해 깊은 불신을 품게 된 최초의 사건이었다. 하지만 지금은 그녀들의 마음이 이해가 간다. 성별의 문제가 아니었다. 그것은 약한 입장에 놓인 이들에게 공통적으로 나타나는 자기보호 반응이었다. 게다가 남학생들의 강한 반발을 보면서 동조해주기엔 내 리더십이 약했다.

고등학생이 되어서는 교복 착용 정책에 의문을 품었다. 그 시절에는 계절에 따라 교복이 바뀌는 날이 정해져 있어서 5월 말일까지는 동복, 6월 1일부터 하복, 10월 1일부터 다시 동복으로 갈아입었는데 5월은 동복을 입기에 더운 날이 많다. 7월은(당시에는 냉방 장치도 없었다) 하복도 덥다. 그래서 하복 대신 사복을 입고 다녔다. 담임선생님이 몇 번이나 주의를 주었지만 꿋꿋하게 사복을 고집했더니 나중에는 아무도 신경 쓰지 않았다. 이렇게 초여름부터 가을까지 사복을 입고 학교에 갔다.

성인이 되어서는 부부별성운동(남녀평등과 여성의 편의성을 위해 부부가 성씨를 따로 쓰자는 주장-역자주)에도 참여했다. 벌써 20년 전의 일이다. 그러나 일에 얽매이면서 어느 샌가 나는 아무런 이의 제기도 하지 않게 되었다.

그래, 오랫만에 이의를 제기하자! 그 대상이 기초화장품이라는 것이 나조차도 의외지만.

거의 모든 세정제에도 계면활성제가 들어 있다

✳︎ 4월 20일을 마지막으로 비누를 쓰지 않는다. 그러면 어떻게 씻느냐고? 바로 이렇게!

★ **세안** : 물로만 씻는다. 이때 물은 찬기만 가신 물 혹은 미지근한 물을 사용한다. 피지는 시간이 지날수록 산화되어 과산화지질로 변한다. 과산화지질은 피부를 손상시키기 때문에 아침보다 밤 세안이 중요하다. 지질은 수용성이라 물에 씻겨나간다.

잉크처럼 바깥에서 붙은 얼룩을 지울 때, 리퀴드 파운데이션으로 화장했을 때는 순비누로 씻는다.

★ **목욕** : 입욕으로도 피부 오염물질의 80%가 제거된다고 한다. 물 밖으로 드러난 어깨는 샤워기 헤드를 이리저리 옮겨가며 물을 끼얹는

다. 물 중에 특히 연수는 세정력이 뛰어나다.
★ 손 씻기 : 비누를 사용하지 않은 뒤로 이전보다 꼼꼼하게 씻는다. 전에는 세정제 거품을 보는 것만으로도 깨끗하게 닦일 듯해서 손가락 사이사이까지 씻지는 않았다. 단, 손에 기름기가 많을 때(조금인 경우는 화장지로 닦는다)는 순비누로 닦는다.

문득 치약 이야기가 떠오른다. 몇 해 전부터 니혼대학 치과병원에 다니고 있는데 담당의사인 도요마 히토시 교수가 이렇게 말했다.

"치약을 쓰면 기분이 상쾌해져 이가 깨끗하게 닦였다고 착각하는데, 오히려 치약을 믿고 이를 구석구석 닦지 않는 경향이 있습니다. 특별한 경우를 제외하고는 물로만 닦아도 됩니다."

샴푸, 린스, 트리트먼트와 이별하다

머리는 따뜻한 물로 감는다. 샴푸, 린스, 트리트먼트 등에도 계면활성제를 비롯해 머리카락이나 두피를 손상시키는 성분이 들어 있다. 린스나 트리트먼트가 샴푸보다 해롭다고 한다. 찰랑찰랑한 머릿결을 만드는 데 필요한 실리콘을 넣기 때문이다.

예전에 방송에서 전문가가 "두피와 얼굴이 연결되어 있으므로 두피도 얼굴처럼 관리해야 한다"고 말한 것이 기억난다. 두피의 오염물질은 얼굴과 마찬가지로 땀, 먼지, 피지가 산화한 과산화지질이다. 단, 두피는 얼굴보다 피지가 많이 분비되므로 차가운 물이 아닌 따뜻한 물로 감는 것이 좋다.

따뜻한 물로 씻는 것만으로는 부족한 사람이 있을 것이다. 나는 피지가 적게 분비되기 때문인지 샴푸를 사용하지 않아도 괜찮지만, 내가 추천한 방법으로 머리를 감아본 친구들 중에는 머리카락에서 냄새가 나는 것 같다고 이야기 하는 이도 있었다. 그럴 때는 샴푸를 사용하는 횟수를 점점 줄여나가면서 적응하는 것이 좋다. 처음에는 머리카락이 기름지거나 냄새가 나기도 하지만 점점 나아질 것이다. 머리카락이 뻣뻣해질 수도 있다. 지금까지 사용한 샴푸나 린스로 머리카락이 손상됐기 때문이며 물로 감으면 점차 부드러워진다.

피지량은 물론이고, 모질도 개인차가 있지만 두피를 문지르지 않고 샤워헤드를 두피에 가까이 대고 머리카락을 꼼꼼하게 씻으면 대부분은 오물이 잘 씻겨나간다.

가족의 동의하에 샴푸, 린스, 트리트먼트가 자취를 감춘 뒤로 우리 집 욕실은 놀랄 만큼 깨끗해졌다.

**빨래는 형광표백제 없는 합성세제로,
설겆이는 가급적 따뜻한 물로 한다**

빨래를 할 때는 합성세제를 사용한다. 단, 형광표백제가 들어 있지 않은 제품을 고른다. 최근 개발된 합성계면활성제(AE 등)는 기존의 계면활성제(LAS)보다 사용량과 잔류 양이 적기 때문에 안심하고 사용할 수 있다. 그리고 분말보다 액체세제가 빨래에 잔류하는 일이 적다.

섬유유연제에도 피부에 자극적인 성분(양이온 계면활성제나 실리콘)이 들어간다. 이전에는 타월의 푹신푹신한 느낌을 좋아해서 반드시 유연제를 넣어서 헹구고 건조기로 말렸다. 지금은 건조기만 사용하는데도 충분히 포근하다.

얼마 전에 '기름기가 있을 때만 세제를 사용하면 되는데 밥그릇까지 세제로 닦는 사람이 많다. 따뜻한 물로 닦자'는 기사를 읽었다. 해보았더니 따뜻한 물만으로도 그릇이 깨끗이 닦였다. 기름기는 밀가루를 뿌려 닦았더니 뽀드득 소리까지 나며 잘 닦였다.

환절기의 영향이 고스란히 피부에…

✳ 허물은 여전하다. 며칠 전부터 오른쪽 입가도 무성하게 벗어지기 시작했다. 병원에서 이럴 때는 백색 바셀린을 바르라고 했는데 불쾌한 증상이 없어 바르지 않았다. '거울만 보지 않으면' 신경 쓰이지 않으니 약속이 있는 날 외에는 아무것도 바르지 않았다.

환절기에는 피부가 쉽게 거칠어진다고 하던데, 그 탓인가? 이번 달은 일교차가 심하다. 하루에 10도 이상 차이가 나서 낮에는 여름, 밤에는 겨울로 변하는 것처럼 날씨가 뒤죽박죽이다. 이래서는 피부도 항상성을 유지하기가 힘들다. 허물이 벗어지는 것도 그 일부분이라 생각한다.

다른 이유도 있을 것이다. 무엇보다 수면 리듬이 무너졌다. 번역이 뜻대로 풀리지 않아서 올빼미처럼 살고 있다. 최근 들어서는 새벽 4시나 5시에 자는 날이 잦다. 그마저도 푹 자면 괜찮은데, 겨우 잠이 들 즈음에 누군가

초인종을 눌러대는 통에 어쩔 수 없이 일어난다. 초인종을 눌러대는 이는 택배 기사, 세탁소 배달원, 우유 대금을 받으러 온 업자 등 날마다 바뀐다. 상대방 입장에서는 활동하는 시간대지만 나로서는 새벽(아니 아침)에 잠든 날이면 어김없이 초인종이 울리는 상황이 반복되니 불만이 쌓인다.

급한 대로 택배에서 쓰레기 배출까지 대응 가능한 잠옷을 입고 잔다. 홈쇼핑에서 찾았는데 맘에 쏙 든다.

환절기에 피부 상태가 나빠지는 이유는 기온·습도·자외선 등 기후에 변동이 있기 때문이다. 그러나 피부 기능이 정상적으로 유지되고 있다면 외부 환경의 변화에 영향을 쉽게 받지 않는다. 또한 냉난방 등 인공적인 환경에서 생활하는 시간이 길수록 피부가 받는 자극은 커진다.

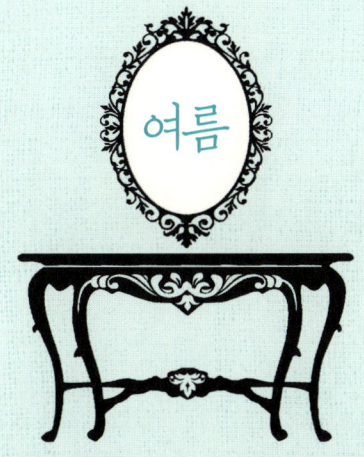

한여름 자외선, 어떻게 할까?

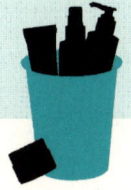

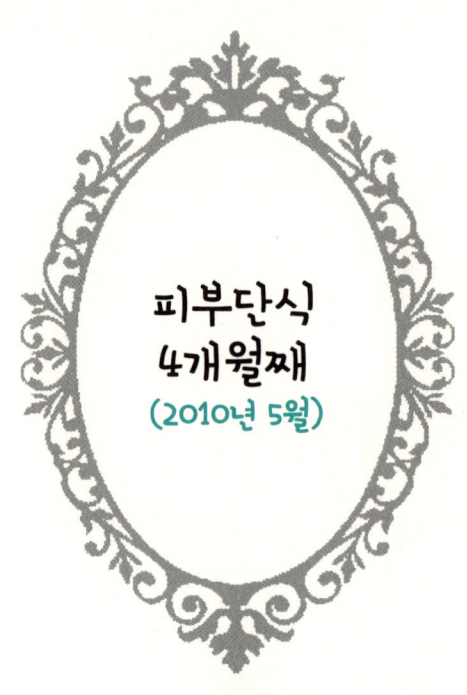

피부단식 4개월째
(2010년 5월)

비누로 얼굴을 씻은 마지막 날이 4월 20일이다. 벌써 열흘이나 비누를 사용하지 않았다. 그런데 허물이 벗어지는 범위가 오히려 넓어졌다. 전에는 볼 아래쪽만 그랬는데 지금은 눈 주변에서 관자놀이 부근까지 올라왔다. 입가도 여전하다. 피부에 나쁘다고 하는 건 죄다 멀리하는데, 그러면 피부가 좋아져야 되는 것 아닌가? 왜 이런 걸까?

'기초화장품을 다시 바를까?'라는 생각이 다시 머리를 스친다. 하지만 왜 허물이 일어나는지를 충분히 이해하고 있는 데다 턱 선이 갸름해지고 팔자주름이 옅어진 걸 눈으로 확인한 이상 여기서 그만둘 수도 없다. 결국 '곧 나아지겠지'라며 나 자신을 다독였다.

손도 심하게 거칠어졌다. 열흘 전쯤에는 손이 제법 부드러워서 핸드크림을 바르지 않고 버티길 잘했다며 좋아했는데…. 남들에게 거친 손을 보이기가 부끄러워 외출할 때만 핸드크림을 바르기로 했다.

얼굴나이는 속여도 손을 보면 나이가 보인다고 한다. 예전에 이런 이야기를 들은 적이 있다. 최고의 각선미를 자랑하던 여배우 마를레네 디트리히(1920~1970년대에 활동)가 일본을 방문했는데, 70대였음에도 그물스타킹으로 매끈한 다리 선을 뽐냈다고 한다. 그러나 그녀는 인터뷰를 할 때 손은 촬영하지 말라는 조건을 붙였다고 한다. 그만큼 여자들은 손에 민감하다.

수염 같던 허물, 이젠 거의 사라졌다

✳ 5월 15일, 기초화장품을 끊은 지 석 달째다. 비누를 끊은 지는 한 달이 지났고, 샴푸와 린스를 끊고 따뜻한 물로만 머리를 감은 지도 한 달 남짓 됐다. 머리카락이 풍성해진 느낌이 든다. 단순히 뻣뻣한 건데, 내가 그렇게 느끼는 걸까? 잘 모르겠다.

5월 중순에 접어들면서 볼의 허물이 눈에 띄게 가라앉았다. 슬쩍 보면 허물이 벗어지는지 모를 정도라서 이제 좀 좋아졌다 싶었다. 그런데 파우더를 바르는 순간 건조함이 드러났다. 허물 위에 가루가 쌓여서 그런 것 같다.

어쨌든 좋아지긴 했다. 남은 것은 입술 주변뿐이다. 피부의 신진대사(턴

오베) 주기는 28일이라지만 내 나이쯤 되면 60일 정도 걸릴지 모르겠다. 어딘가에서 그런 내용을 본 것 같기도 하다.

여기서 한 가지, 중요한 사항이 있다. 기초화장품을 전부 끊었는데 아무 것도 달라지지 않았다고 치자. '뭐야? 효과가 없잖아?' 라고 느낀다면 그것은 오산이다. 아무런 변화가 없다는 것(시간에 따른 노화는 접어두고)은 곧 '아무것도 바르지 않아도 된다'는 말과 같기 때문이다.

우리 집 욕조는 흰색 도자기로 만들어서 목욕물을 갈 때 이물질이 눈에 잘 보인다. 나는 요즘 비누로 닦지 않고 입욕만 하는데, 물만으로도 피부 오염물질이 거의 씻긴다는 것을 다시금 실감했다.

비누를 쓰지 않으니 욕조 청소도 쉬워진 것 같다. 비누 때가 나오지 않기 때문이다. 뜻밖의 횡재. 그러고 보니 최근 호텔이나 료칸의 욕실에서 비누를 찾아볼 수 없다. 그 자리를 보디샴푸가 차지한 것은 틀림없이 청소가 편하기 때문이리라.

자외선과 더불어 살아가기

✱ 자외선차단제를 바르다가 끊은 지도 석 달이 넘었다. 자외선이 피부에 나쁘다는 정보는 차고 넘친다. 자외선은 주로 기미, 주름 등의 피부 노화와 면역기능 저하 등을 일으킨다고 알려져 있는데 우리는 두려워만 할 뿐 사실은 자외선에 대해서 자세히 알려고 하지 않는

다. 그저 뉴스나 TV 정보 프로그램에서 들은 내용을 자외선의 전부라고 생각하고 자외선차단제만 있으면 된다고 착각하고 있다. 그래서 나는 다음의 세 가지 설명을 통해 자외선이 우리에게 어떤 영향을 주는지, 그 피해를 줄이면서 더불어 사는 방법은 무엇인지를 알려주려고 한다.

자외선보다 자외선차단제가 더 피부에 좋지 않다

여름 햇볕에 그을려도 겨울이 되면 원래 피부색으로 돌아온 경험이 있을 것이다. 이는 피부 재생력을 증명하는 훌륭한 사례다.

'햇볕에 탄다'는 것은 무엇일까? 많은 사람들이 자외선으로 인한 피부 손상이라고 생각하지만, 사실은 그 반대다. 피부 세포가 자외선으로부터 피부를 지키기 위해 멜라닌색소의 양을 늘린 것이다. 보통 멜라닌색소가 증가해도 필요 없어지면 낡은 각질(때)로 배출된다. 햇볕에 탄 피부색이 원래대로 되돌아오는 것은 그 때문이다. 그러니 자외선에 피해를 입을까봐 걱정하지 마라. 피부는 언제나 똑똑하다.

단, 자외선차단제의 유해성에 대해서는 걱정을 해야 할 것 같다. 정리하면 88쪽과 같다.

이렇듯 자외선차단제는 여러 모로 피부 건강을 해친다. 오히려 자외선보다 자외선차단제가 피부엔 더 나쁘다.

그러면 자외선차단제를 쓰지 않고 자외선을 피하려면 어떻게 해야 할까? 양산·모자·긴소매 옷 등으로 피부를 가리고, 그늘로 다니고, 자외선이 강한 시간대를 피해서 외출하면 된다. 장시간 외출을 하거나 자외선이

> **자외선차단제의 유해성**
>
> ★ 피부에 유해한 자외선 흡수제나 계면활성제가 많이 들어 있다.
> ★ 계면활성제가 듬뿍 함유된 클렌징 제품으로 지워야한다.
> ★ 광과민성 피부염과 같은 부작용을 일으킨다.

강한 시간대에 나갈 경우에는 피부를 가리고 그늘로 다니는 것 외에도 파우더나 파우더 파운데이션을 바르면 한결 마음을 놓을 수 있다.

파우더가 더 좋지만 땀을 흘리면 금방 지워지기 때문에 땀이 나는 계절에는 파우더 파운데이션을 추천한다. 자외선 차단 기능이 없는 제품도 자외선 차단 효과가 있으니 굳이 자외선 차단 지수를 확인하지 않아도 된다.

자외선 차단 기능이 있는 안경을 쓰는 것도 좋은 방법이다. 일반 안경도 자외선 차단 기능이 있으면 괜찮지만 크기를 따지면 선글라스가 더 낫다. 눈으로 들어오는 자외선은 백내장을 유발하고 멜라닌색소를 증가시키기 때문에 햇볕 그을림이 생긴다. 단, 짙은 색 선글라스는 동공이 확장되어 오히려 자외선이 많이 들어오니 눈동자의 윤곽이 보일 정도의 진하기를 추천한다.

자외선 정보 알아보기*

저녁 무렵에 근처 공원을 산책하다 보면 외투를 걸치거나 장갑이나 팔뚝까지 올라오는 팔토시를 착용한 사람들을 심심치 않게 볼 수 있다. 그들에게 나도 모르게 말을 걸고 싶을 때가 있다. '이 시간에는 그렇게 완전 무장할 필요 없어요. 덥지 않아요?'라고.

피부에 영향을 주는 자외선은 파장의 길이에 따라 A파와 B파로 나뉜다. 파장이 긴 A파는 진피까지 깊숙이 침투해 주름의 원인이 되고, 파장이 짧은 B파는 표피에 작용해서 피부가 타거나 기미가 생기는 원인이 된다. 계절에 따라 강도 차이가 큰 B파와 달리 A파는 5월에 최고조에 달하며 1년 내내 대량으로 쏟아진다. 그러나 큰일은 아니니 안심하길. A파의 영향은 B파보다 훨씬 적기 때문이다.

생활에 필요한 자외선 정보는 기상청 홈페이지(www. kma.go.kr) '생활과 산업 → 생활기상 정보 → 생활기상 지수'에서 확인하면 된다.

기상청에서 발표한 자외선 지수는 그날의 예측치이며, A파와 B파를 더한 자외선 전체가 인체에 미치는 영향을 나타낸다. 또한 오늘과 내일의 자외선 지수와 실시간 관측 자료(어제와 오늘, 양 이틀간의 관측 자료만 제공된다), 각각의 자외선 지수에 따라 대처하는 방법도 상세히 나와 있다. 그러니 자외선이 걱정된다면 자외선 지수(지역별 예측치)를 기상청 홈페이지에서 미리 확인하고 적절히 대처하면 된다(90쪽 참고).

일반적으로 11월부터 2월까지는 자외선을 걱정하지 않아도 되며, 자외선이 강한 초여름에서 여름까지는 오후 4시가 넘어야 안전하다.

자외선 세기는 당연히 날씨에 좌우된다. 아래 도표는 쾌청한 날씨를 100으로 잡았을 때의 자외선 양을 표시한 것이다. 구름이 낀 날(흐림)이라도

---

* 일부 내용과 90쪽의 도표는 한국 기상청을 기준으로 재편집했다.

::: 한국 기상청에서 권고하는 '자외선 지수 단계 및 주의사항'

단계	자외선 지수	표시 색깔
위험	11 이상	보라
매우 높음	8~10	빨강
높음	6~7	주황
보통	3~5	노랑
낮음	2 이하	초록

::: 한국 기상청의 자외선 지수(하루 예측)의 예

지점	05시	06시	07시	08시	09시	10시	11시	12시	13시	14시	15시	16시	17시	18시	19시	20시
안면도	0.0	0.0	0.0	0.3	0.5	1.5	4.1	1.7	3.2	4.2	2.3	1.2	0.3	0.0	0.0	0.0
고산	0.0	0.0	0.0	0.1	0.3	2.7	5.4	5.1	6.3	4.8	3.5	1.7	0.3	0.0	0.0	0.0
울릉도	0.0	0.0	0.0	0.2	1.0	1.2	2.1	4.7	4.6	3.1	1.5	0.9	0.1	0.0	0.0	0.0
포항	0.0	0.0	0.0	0.2	0.8	2.2	1.5	1.7	1.4	3.1	1.8	0.7	0.3	0.0	0.0	0.0
목포	0.0	0.0	0.0	0.2	1.0	2.2	2.9	3.9	3.7	3.0	1.8	1.0	0.3	0.0	0.0	0.0
강릉	0.0	0.0	0.0	0.1	0.2	0.4	0.6	0.5	0.8	0.8	0.4	0.1	0.0	0.0	0.0	0.0

::: 한국 기상청의 자외선 관측자료의 예

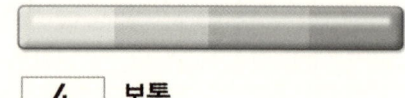

| 4 | 보통 |

태양에 노출 시 위험 보통, 햇볕에 노출 시 겉옷을 입고 자외선차단제를 바르는 등 주의해야 함

60%에 가깝게 자외선이 내리쬔다. 자외선은 산란되거나 반사되기 때문에 그늘에서도 일정량의 자외선에 노출된다고 보면 된다.

강한 자외선에 노출될 때만 자외선차단제를 바른다

자외선차단제는 산, 바다, 레저활동 등 장시간 강한 자외선에 노출될 때만 바른다. 햇볕에 타지 않기 위해서라기보다 강한 자외선에 손상을 입는 쪽이 훨씬 피부에 좋지 않기 때문에 어쩔 수 없이 바른다. 단, SPF 지수가 낮고 논케미컬(자외선 흡수제 무첨가)인 제품을 고른다.

자외선차단제 용기에는 PA와 SPF 지수가 적혀 있다. 자외선 A파를 차단하는 힘을 PA로, 자외선 B파를 차단하는 힘을 SPF로 표시한다. PA는 +, ++, +++ 등 세 단계이고, SPF는 2에서 50까지 숫자로 단계를 나눈다.

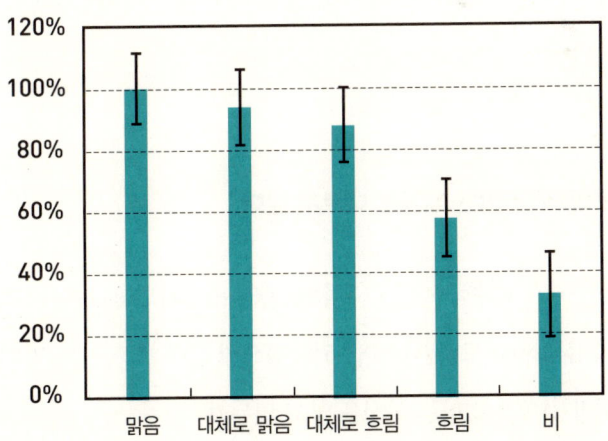

자외선 양의 차이

자세히 말하면, SPF란 햇볕에 타는 것을 막아주는 시간을 수치화한 것이다. SPF 지수가 높으면 방어력도 강하다고 생각하는데, SPF 지수는 어디까지나 지속 시간을 표시한 것이지 방어력이 아니다. 이것이 중요한 핵심이다.

맨얼굴로 자외선에 노출될 때 대개 20분 정도면 얼굴이 붉어지는 사람을 기준으로 이것을 SPF1이라고 한다. 따라서 SPF15인 자외선차단제는 20분×15=300분(5시간), 20이라면 20분×20=400분(6.6시간)이다. 어제 유명 화장품 기업 광고에서 'SPF50! 20×50=1000분. 자외선을 16시간 이상 막아줍니다'라고 선전하는 걸 보고 피식 웃어버렸다. 햇볕이 16시간이나 내리쬐는 곳은 대체 어디란 말인가? 하긴, 나도 얼마 전까지 바다에 갈 때는 SPF50 정도 되는 걸 발라야 한다면서 같이 간 일행에게 일일이 참견까지 했으니 큰소리 칠 입장은 아니지만.

자외선이 제일 강한 계절(5~9월)에도 주의해야 할 자외선 노출 시간은 7~8시간 정도다. 그중 자외선에 특별히 신경 써야 할 시간은 4~5시간가량이다. 따라서 자외선차단제를 바른다 해도 SPF15~20 정도, PA는 +나 ++면 충분하다.

SPF15든 SPF50이든 효과는 다르지 않다

SPF의 숫자가 클수록 자외선 흡수제가 많이 첨가되고, 당연히 피부가 받는 손상도 심해진다. 그런데 SPF15를 넘으면 숫자가 높아도 자외선 차단 효과는 별반 차이가 없다는 사실을 알고 있는가?

예를 들어 SPF50의 UV 차단율은 98%인데 SPF15나 SPF20도 96%에 이른다. 고작 1~2%밖에 차이가 나지 않는다. 이런 것을 숫자의 눈속임이라고 해야 하나?(참고로 SPF100은 99%다.)

그렇다면 다른 점은 무엇일까? 앞서 말했듯이 효과가 유지되는 시간이다. 하지만 시간이 길어봐야 의미 없다는 것쯤은 이미 이해했으리라 믿는다.

SPF 지수에 관해서 중요한 것이 하나 더 있다. SPF 지수를 정할 때는 $1cm^2$당 2mg을 바른 다음 측정한다. 자외선차단제에 표기된 SPF 지수가 실생활에서 효과를 나타내기 위해서는 SPF를 측정할 때 기준으로 삼은 양을 그대로 얼굴에 발라야 한다. 일반적으로 보통 사람이 바르는 양이 측정량의 1/2에서 1/4 사이라 하니, 지금보다 더 두껍게 바르지 않으면 효과를 기대하기 어렵다. 또한 자외선차단제는 땀에 잘 지워지기 때문에 SPF 지수가 높

자외선 차단 상식

★ **SPF** : 자외선 B파(UVB)의 차단 효과를 나타내는 지수. 2~50까지 숫자로 단계를 표시한다. 자외선 차단력이 아닌 '자외선 차단 지속 시간'을 의미한다

★ **PA** : 자외선 A파(UVA)의 차단 효과를 나타내는 지수. 차단 효과가 낮은 순서부터 +, ++, +++ 등 세 단계로 나뉜다.

★ **자외선 흡수제** : 자외선을 흡수해서 열에너지로 변환하는 첨가제. 화학성분이기 때문에 피부에 자극을 줄 우려가 있다.

★ **자외선 산란제** : 자외선을 반사하는 첨가제. 티타늄디옥사이드와 산화아연이 대표적 성분이다.

★ **논케미컬** : 자외선 흡수제가 들어 있지 않은 자외선차단제를 뜻한다.

은 제품을 사용하기보다 자주 덧바르는 것이 훨씬 중요하다.

2001년 4월, 화장품 전성분표시제를 시행한 것을 계기로 '자외선 흡수제 허용치는 총량의 10%'라는 규제도 없어졌다. 이전보다 SPF 지수가 높은 제품이 많아진 것은 이 때문이다. 그 결과 피부 손상이 한층 늘어난 것은 말할 필요도 없다.

기억해야 할 게 하나 더 있다. 지나치게 자외선을 피하면 비타민D가 부족해진다. 최근 비타민D가 결핍된 여성이 늘어나는 현상은 자외선을 지나치게 멀리하는 것과 무관하지 않다. 피부과 의사들이 '음식으로 비타민D를 섭취하면서 매일 20~30분 일광욕을 하라'고 권장하는 것도 다 근거 있는 이야기인 것이다.

⋮⋮⋮ SPF 지수와 자외선 차단율

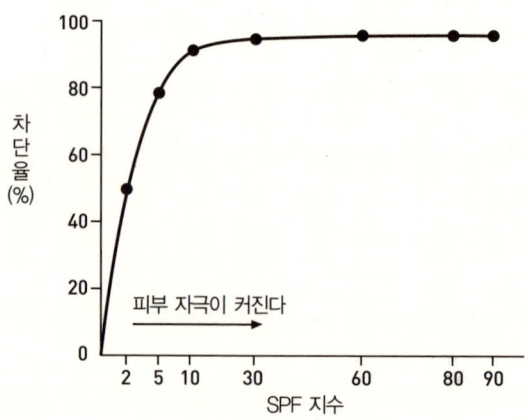

SPF15 전후까지는 자외선 차단율이 효과적으로 상승하지만, 그 이상으로는 곡선이 완만해진다.
[출처: 《화장품, 얼굴에 독을 발라라》(오자와 다카하루)]

자외선차단제, 어떻게 발라야 효과 있을까?

★ SPF15~20, PA+나 PA++인 제품을 두껍게 바르고, 틈틈이 덧바른다.

★ 자외선 흡수제가 첨가되지 않은 제품(논케미컬)을 고른다. 피부에 부담을 주지 않는 데다 비누로 지울 수 있어서 더욱 좋다.

★ 피부에 부담을 주기 때문에 피부 위에 직접 바르지 않는다. 바셀린을 얇게 펴발라서 피부를 보호하는 것이 좋다.

기미공포증에서 벗어나자

깨끗한 피부의 최대 적인 기미는 종류가 다양한데 여성들이 가장 두려워하는 것이 햇볕에 노출돼서 생기는 기미(노인성 색소반, 쉽게 말해 '검버섯')다. 그런데 얼굴이 탔다고 바로 기미가 생기지는 않는다.

인간은 평생 노출된 자외선 양의 절반 이상을 성인이 되기 전에 쐰다고 한다. 이 시기에 어떤 환경에서 생활했느냐에 따라 중년 이후의 주름과 기미의 양이 대략 결정된다. 자외선이 기미로 변하는 데는 오랜 시간이 걸리기 때문이다. 즉 작년에 바닷가에서 피부를 태웠다고 해서 바로 기미로 변하는 일은 없다. 따라서 중년에 접어들었다면 자외선으로 인한 기미에 민감하게 반응할 필요가 없다. 지금 와서 걱정해본들 소 잃고 외양간 고치는 격이다.

참고로, 내가 1년 동안 자외선차단제를 바르지 않고 지냈는데 2011년 2월 미용검진 결과 약간이긴 하지만 기미가 줄었다. 이것만 보더라도 일상생활에서는 기미 때문에 자외선차단제를 바를 필요가 없다는 것을 알 수 있다.

자외선 공포증은 쓸데없는 걱정

✻ 지금까지 자외선차단제의 유해성에 관해서 이야기했다. 그런데 그 사실을 알고도 '필요악'으로 선택하는 사람이 많은 게 현실이다.

나 역시 크레타 섬에서 겪은 사건 이후로 자외선에 대한 공포가 트라우마로 남아서 자외선차단제를 부지런히 발랐었다. 화장을 하지 않을 때는 두 시간마다 덧발랐다. 항상 덧바를 수 있게 여름에는 파운데이션을 바르지 않고 자외선차단제만 쓴 적도 많았다.

게다가 몇 년 전 NHK 건강 프로그램에 한 피부과 의사가 출연해서는 자외선이 피부에 매우 나쁘다고 강조한 뒤 이렇게 말했다.

"저는 아내가 아침에 일어나 커튼을 열기 전에 반드시 자외선차단제를 바르도록 권합니다. 얼굴과 목은 물론 귀 뒤쪽까지 드러나는 부분은 모조리 꼼꼼하게 두 번씩 바르라고 합니다"

그래서 나도 똑같이 했었다. '전문가도 이렇게 이야기하는걸. 늘 신경 써야 해'라며 자외선 공포증에 박차를 가했었다. 돌이켜보면 한숨만 나올

뿐이다.

집 안에만 있을 때는 자외선차단제를 바르지 않아도 됐을 텐데 빨래를 널거나 쓰레기를 버리거나 큰 창이 있는 방에 머물 때면 자외선에 노출될까 두려워 흐리고 비가 오는 날이 아닌 이상 아침에 일어나자마자 가장 먼저 자외선차단제를 바르곤 했다. 그 탓에 피부가 더 빨리 늙었다고 생각하면 억울하지만, 이미 지나간 일을 후회해봐야 어쩌겠는가. 이탈리아 여배우 소피아 로렌이 이런 말을 했다. '후회는 늙었음을 알리는 신호'라고.

2012년 8월 18일자 아사히신문 석간에 '복면으로 자외선 차단'이라는 기사가 실렸는데, 관련 사진을 보고 경악했다. 이렇게까지 하고 해변에 놀러간다는 것이 이해가 안 갔다. 사람들의 자외선 공포증이 이 정도일 줄이야.

일상에서는 자외선차단제가 필요 없지만 산이나 바다에 갈 때, 야외 스포츠를 즐길 때는 어쩔 수 없이 자외선차단제를 발라야 한다. 어른도 마찬

■■■ 2012년 8월 18일자 아사히신문 석간

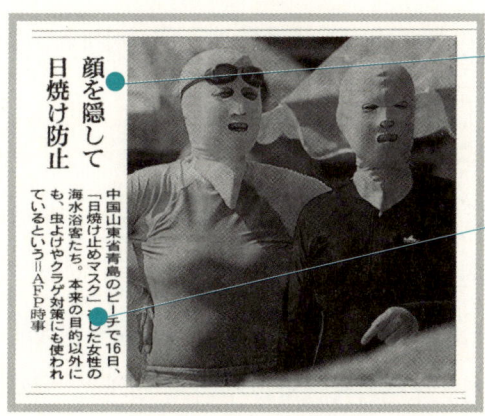

복면으로 자외선 차단

지난 16일, '자외선 차단 마스크'를 쓴 여성 관광객들이 중국 산동성 청도 해변에 나타났다. 이 마스크를 쓰면 자외선을 차단하면서 해충에 물리지 않고, 해파리에 쏘이지 않는다고 한다. (=AFP통신)

가지다. SPF 지수가 15~20이고 자외선 흡수제가 들어 있지 않은 제품(논케미컬)을 바르되 피부를 보호하기 위해 먼저 바셀린을 바르는 것을 잊지 않아야 한다.

자외선차단제, '유아용'도 안심할 수 없다

✽ 단, '유아용'은 고르지 않도록 주의한다. 대부분 '무첨가·무색소·저자극'을 주장하지만 막상 성분을 살펴보면 페녹실에탄올을 비롯해 표시지정성분이 여러 가지 함유되어 있다.

표시지정성분이란 제품에 들어갈 경우 반드시 용기에 표시하도록 지정한 성분이다. 이런 성분들을 의무적으로 표기하도록 법률로 정한 이유는 피부에 문제를 일으킬 가능성이 높기 때문이다. 표시지정성분이 들어간 제품은 결코 순하지도 저자극도 아닌 것이다.

그런데 아직 완전히 성장하지 않은 유아가 사용할 제품에 표시지정성분 같은 나쁜 성분을 첨가하는 이유는 무엇일까?

아기의 피부는 완전히 발달되지 않았고 피부상재균(124~126쪽 참조)의 수도 적다. 그래서 잡균을 막기 위해 소독·멸균 효과가 있는 성분을 성인용 자외선차단제보다 많이 첨가하는 것이다.

그러나 소독제가 들어간 화장품을 바르고 직사광선을 쐬면 햇볕 알레르기가 발생할 가능성이 높고 피부가 심하게 자극을 받는다. 실제로 '저자극'이라는 말에 속아 유아용 화장품을 바르고 난 뒤 피부가 거칠어진 사례가 많다. 게다가 중요한 피부상재균이 죽는다. 이것이 내가 크레타 섬에서 겪은 끔찍한 사건의 원인이었는지도 모르겠다. 당시에 나는 피부에 좋을 것 같아서 유아용 자외선차단제를 바르곤 했었다.

대표적인 화장품 표시지정성분들
(표시지정성분은 전성분표시제로 개편됐지만, 알아두면 피부에 해를 주는 성분을 찾는 데 도움이 된다.)

- **스킨 :** 안식향산, 옥시벤존, 초산-dl-α-토코페롤, 지브틸히드록시톨엔, 파라벤(파라독시안식향산에스텔), 에테르산염 등

- **유액 :** 안식향산, 솔벤산, 초산-dl-α-토코페롤, 스테아릴알코올, 디부틸히드록시톨루엔, 데히트로초산, 프로필렌글리콜, 파라벤, 에테르염산

- **크림류 :** 에테르산, 세타놀, 초산-dl-α-토코페롤, 스테아릴알코올, 향료, 비즈틸하드록시톨루엔, 시리스틴산이소프로필, 파라벤, 에테르산염

- **클렌징, 세안제, 비누 :** 옥시벤존, 디부틸하이드록시톨루엔, 세타놀, 파라벤, 에테르염산, 향료

- **파운데이션 등 메이크업 제품:** 클로페네신, 디부틸히드록시톨루엔, 초산-dl-α-토코페롤, 부틸히드록시아니솔, 라노린 알코올, 파라벤, 향료, 색소(타르색소, 아조색소)

- **샴푸와 린스 :** 안식향산, 염화스테아릴트리메틸암모늄, 옥시벤존, 살리틸산, 프로필렌글리콜, 벤질 알코올, 황산화 라우릴염, 폴리옥시에틸렌라우릴에텔황산염류, 파라벤(파라독시안식향산에스텔), 폴리에틸렌그리콜, 미리스틴산이소프로필, 에데트산염, 염화알킬드리메틸암모늄, 염화스테아릴지메틸벤질암모늄, 지브틸히드록시틀엔, 스테아릴알코올, 세타놀, 세트스테아릴알코올, 환원 라노린

아이들도 자외선차단제가 필요없다

　어리면 어릴수록 자외선에 피해를 입는 것은 사실이다. 그렇기 때문에 아기에게도 정성껏 자외선차단제를 발라주는 엄마들이 점점 늘고 있다. 그 예로 일본에서는 1998년 4월, 육아 지침서인 모자수첩에서 일광욕 항목을 뺐다. 호주의 초등학교에서는 자외선차단제를 바르는 시간을 만들어 아이들에게 바르게 하고 있다.

　그런데 이것은 호주의 이야기다. 멜라닌색소가 풍부한 황인종과 백인을 똑같이 여길 필요는 없다. 실제로 호주 원주민 중에 피부암이 발생한 예는 없다. 요컨대 자외선으로 인한 피부 손상은 자외선에 면역이 없는 백인이 지구의 먼 북쪽에서 자외선이 강한 지역으로 이주했기 때문에 일어나는 현상인 것이다.

　자외선이 피부와 건강에 좋지 않고 광노화를 일으키는 주범인 것만은 분명하다. 그래서 신생아 때부터 예방하는 것이 중요하지만, 자외선차단제는 피부에 끼치는 해가 더 크니 꼼꼼히 따져본 다음에 사용해야 한다.

　자외선에 대비하는 가장 안전한 방법은 어린이나 어른이나 같다. 자외선이 강한 시간대를 피하고, 그늘로 다니며, 모자와 긴소매 옷으로 가린다. 햇볕이 따가운 시간대에는 파우더를 바른다. 무색무취인 제품을 고르면 영유아도 사용할 수 있다. 그리고 자주 덧발라주는 것이 중요하다.

자외선차단제 없이
여름 나기

✱   5월 21일, 더할 나위 없이 좋은 날씨다. 안뜰에서 아침식사를 했다. 아침식사라고 해도 9시 30분을 넘긴 시각이라 자외선이 내리쬐는 게 느껴진다.

3년 전, 안뜰에서 밥도 먹고 책도 읽고 싶어서 남북으로 긴 직사각형의 땅에 남쪽을 막아 ㄷ자 형태로 집을 지었다. 그 덕분에 아침에 잠깐 파라솔 그늘에 의지해 자외선을 피하고 나면 11시 이후부터는 탁자 주변이 완전히 그늘진다.

설계를 담당한 건축가 오야마 씨의 아이디어로 주방과 안뜰 사이에 카운터를 만들었는데 그 덕에 주방에서 바로 요리를 나를 수 있어 오늘같이 날씨가 맑으면 밖에서 식사를 한다. 글자 그대로 안뜰이 아웃도어 리빙몫을 톡톡히 해내고 있다. 그늘에 있더라도 일정량의 자외선에 노출된다는 걸 생각하면 집 안에 있는 편이 낫지만 파우더만 바르고 안뜰로 나온다. 피부를 가꾸기 위해 사는 건 아니니까.

5월이 되자 제법 자외선이 강하다. 오전 10시부터 오후 3시까지는 나갈 일이 생기면 파우더를 바르고 양산을 쓴다. 양산이 아닌 모자를 쓸 때는 긴소매 옷을 입고 옷깃을 세운다. 파우더는 피부에 부담을 주지 않는 대신 땀에 잘 지워지지만, 아직 그렇게 땀이 나는 계절이 아니라서 그걸로 충분하다. 한여름이 되면 파우더 파운데이션으로 바꿀 생각이다.

창문 유리는 자외선이 차단되는 제품을 추천한다. 우리 집은 거실과 서재 외에는 일반 유리라서 자외선 차단 필름을 붙였다. 이렇게 하면 집에 있을 때 아무것도 바르지 않아도 자외선을 막을 수 있다.

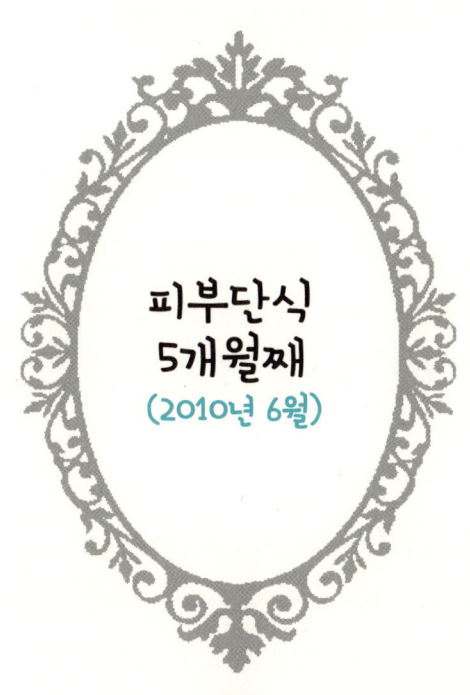

피부단식 5개월째
(2010년 6월)

오늘은 강의가 있는 날이라 파우더 파운데이션을 발랐다. 허물이 깨끗이 사라졌다 싶었는데 막상 파운데이션을 바르면 허물이 불거진다. 허물 아래로 그늘이 생겨서 그런가?

진료 예약일은 16일로, 앞으로 2주가량 남았다. 아무것도 바르지 않은 지 넉 달째 접어든다.

그동안의 변화가 참으로 흥미롭다. 좋아졌다는 확신은 있는데, 어느 정도 좋아졌는지는 전혀 감이 잡히지 않는다. 무엇보다 현재 상태가 아니라 화장품을 바르던 시절과 비교해서 얼마만큼 좋아졌는지가 중요한데 말이다.

피부단식을 하기 전 얼굴을 씻을 때마다 느꼈던 매끈한 감촉은 아직 돌아오지 않았다. 그러나 지금이 정상이라는 것을 잘 안다. 예전의 매끈한 느낌은 피부 표면에 남은 화장품에 불과하다.

기초화장품을 50년 가까이 발랐으니 쉽게 회복되지는 않을 것이다. 10년이나 15년 동안 기초화장을 해온 젊은 사람들보다 회복 속도가 느린 게 당연하다. 게다가 13년 동안 덕지덕지 발랐던 자외선차단제의 양이 엄청났다. 그러니 약간이라도 좋으니 나아지면 된다. 아니, 나아지지 않아도 좋으니 더 나빠지지만 않으면 그걸로 만족한다.

어제보다 피부색이 밝아진 듯 보인다. 기분 탓일까?

평소처럼 거울을 들여다보며 허물의 상태를 확인하는데 문득 입가에 시선이 멈췄다. 이럴 수가, 입매가 달라졌다! 나 스스로 얼굴에 관대해졌나 싶어 냉정하게 다시 봤는데 분명 입꼬리가 전보다 올라갔다. 입꼬리가 처지면 무뚝뚝하고 나이 들어 보이는 인상으로 바뀐다. 지금까지는 '어쩔 수 없지, 뭐' 하며 나이 탓을 했었다.

얼굴은 여전히 거칠거칠하다. 특히 입과 코, 턱 주변이 심하다. 볼은 꽤 좋아졌다(나중에 알았지만 피부를 거칠게 만드는 주범은 각전이다. 각전은 피지와 낡은 각질이 뒤섞인 것으로, 살짝 문지르면 때처럼 밀린다). 팔자주름과 턱 선은 5월 이후로 더 이상의 변화가 없어 보인다.

무섭다,
화장품 고정관념

✱　　　　번역이 일단락돼서 화장품에 대한 여러 참고 문헌과 웹문서를 읽기 시작했다. 새로운 자료들을 볼수록 눈이 휘둥그레질 만큼 놀라는 일이 자꾸 생겼다. 피부와 화장에 대한 고정관념이 이렇게나 많았다니!

머리말에도 썼지만, 약 30년 전에는 기초화장품의 유해성에 관한 아사히신문의 기사가 이슈로 떠오르면서 《위험한 화장품》✱ 시리즈가 베스트셀러에 오르기도 했다. '기초화장품은 좋지 않다'는 풍조가 형성되었던 것이다. 그런데 어느 순간 그 풍조가 흔적도 없이 사라졌다. 아니, 한 술 더 떠서 현재 일본 화장품 시장은 규모가 약 2조 엔에 달할 만큼 거대해졌다. 30년 전의 경고 따윈 아무 쓸모가 없어진 셈이다. 내가 바로 그런 경우에 해당된다. 경고에 귀 기울이고 시도는 해봤으나 얼마 못 가 도로 아미타불 신세. 그 뒤로는 화장품 업계의 말을 철썩같이 믿고 피부를 열심히 관리해왔다.

변명하는 건 아니지만, 그건 고정관념의 힘이었다. 잡지, 방송, 신문, 심지어 인터넷까지 화장품 업계가 만든 고정관념으로 넘쳐난다. 그 영향으로 우리는 '화장품을 바르지 않으면 수분이 증발해서 주름투성이가 되고, 자외선차단제를 바르지 않으면 기미투성이가 된다'고 매일 세뇌당하고 있

✱《あぶない化粧品美しくなるために(위험한 화장품—아름다워지기 위해서)》(日本消費者連盟 編著, 三一書房, 1979). 그 뒤에도 동 출판사에서 속편이 간행되었다.

다. 게다가 그들이 말한 증상이 간혹 일시적으로 나타나기도 한다.

고정관념에서 벗어나지 못하는 가장 큰 이유는 고정관념이 옳다고 믿을 만한 경험을 하기 때문이다. 아무리 광고를 해대도 자신의 경험이나 느낌과 광고 내용이 다르면 소비자는 쉽게 받아들이지 않는다. 세상사는 종종 '옳아서'라기보다 '납득하기 쉽다'는 이유로 받아들여지는데, 화장품에 대한 고정관념 역시 그러하다.

화장품을 바를 때마다 염증이 생기거나 두드러기가 일어나면 몰라도 사람들 대부분은 그렇게 눈에 띄는 화장품 트러블을 겪지 않는다. 오히려 바르는 순간은 아름다워 보인다. 그렇게 되면 '화장품이 피부에 좋다'고 믿는 것이 인지상정이다.

생각해보면 뻐꾸기 배설물, 수세미 수액, 오이 등 예부터 우리는 다양한 것들을 피부에 발라왔다. 머리에는 동백기름을 발랐다. 경험에 의해서 피부

뻐꾸기 똥 화장품

예부터 일본의 가부키 배우들과 기생들은 뻐꾸기의 변으로 화장을 지웠다. 그리고 뻐꾸기의 변을 건조해 가루로 만든 '뻐꾸기 똥 화장품'을 사용했다. 뻐꾸기는 위나 장으로부터 강력한 소화효소를 분비해 소화력이 뛰어난데 장이 짧아 단백질, 지방분해효소, 표백 성분이 변에 많이 포함되어 있다고 알려져 있다. '뻐꾸기 똥 화장품'은 일본에서 선풍적인 인기를 끌었고, 입소문을 타고 한국으로 전파되기도 했다. 인터넷 쇼핑사이트를 통해 '뻐꾸기 비누', '뻐꾸기 가루 세안제' 등의 제품들이 팔리고 있다. 최근에는 데이비드 베컴의 아내 빅토리아 베컴이 애용한다고 해서 화제가 되기도 했다.

에 무언가 발라야 한다는 생각이 강하게 정착된 것이다.

세 번째 미용검진, 희망이 보인다

✽　　　　6월 16일, 드디어 세 번째 미용검진일이다. 허물은 줄었지만 입 주변이 건조해 걱정되던 차여서 이것저것 질문 거리를 준비해 갔다.

가장 먼저 현미경으로 피부 상태를 확인했다. 의사의 첫마디는 지난번 진료 때와 똑같다.

"피부가 심하게 손상되었습니다."

이럴 수가! 모니터를 보니 피부 상태가 하나도 달라지지 않았다. 나는 충격을 받았다. 피부단식이 아무런 효과가 없었다는 건가? 정말 기가 막혔다.

일단, 지난 3월 9일 진단 영상과 비교해보았다. 그 영상을 본 순간 의사의 말투가 바뀌었다.

"아, 피부 결이 회복되고 있습니다."

과연! 희미하게나마 결이 보인다. 틀림없이 피부가 회복되고 있다.

"여기 희끗희끗한 부분이 보이시죠? 묵은 각질입니다. 깔끔하게 떨어지지 않아서 그렇습니다."

"묵은 각질을 스크럽제로 제거해도 되나요?"

"그건 안 됩니다. 스크럽제를 쓰면 건강한 각질까지 같이 제거돼서 피부가 더 건조해집니다."

피부단식 전에는 스크럽제를 사용했다. '스크럽제가 피부에 자극을 준다다고 알고 있었기에 아주 가끔 사용했다. 스크럽제를 쓰면 확실히 얼굴이 금세 매끈해진다. 그래서 스크럽제로 각질을 제거하는 사람들이 많은데, 스크럽제가 중요한 피지막과 각질까지 벗겨낸다는 것도 모르고 습관적으로 사용하는 것 같아 안타깝다.

피부 결이 개선되었다지만 피부가 본연의 기능을 되찾으려면 앞으로 더 많은 시간이 걸릴 것이다. 무엇보다 점점 개선되고 있다는 것이 중요하다. 지난번 진료에서는 피부가 회복되기까지 1년 가까이 걸린다고 했다. 마음은 놓였지만 한편으로는 실망했었다.

"넉 달째 피부단식 중인데 이 정도라면 앞으로 갈 길이 멀겠군요."

지난번과 같은 의사의 소견에 나도 모르게 한숨이 나왔다.

"하지만 계속 아무것도 바르지 않고 생활하다 보면 반드시 더 좋아질 겁니다."

그래, 좋아진다는 믿음을 갖고 피부단식을 계속 해나가자.

VISIA 검사 결과, '매우 양호'

✱   검진 도중에 갑자기 '피부 상태를 좀 더 정밀하게 확인할 다른 방법은 없을까?' 하는 궁금증이 생겼다. 아, 맞다! 백화점

화장품 매장에서 컴퓨터로 진단하는 걸 봤는데….

의사에게 물었다.

"현미경으로 피부 결을 보는 것 외에 피부 상태를 측정하는 방법은 없나요?"

"VISIA라는 측정 장치가 있는데 기미, 주름, 모공, 피부 결 등 피부 상태를 다각도로 분석합니다. 그리고 같은 연령대의 평균치를 50으로 했을 때 각 항목별 내 피부의 수치, 즉 편차치까지 나옵니다. 피부의 개선 정도를 객관적으로 비교, 평가할 수 있지요."

나는 그 자리에서 VISIA 검사를 신청했다. 그 결과는….

어머나! 예상을 훨씬 뛰어넘었다. 동년배 여성의 평균치를 50으로 보고 내 피부 상태를 환산한 점수인 편차치(아래 표에서 동그라미를 치지 않은 숫자)가 주름, 기미, 피부 결, 모공에서 모두 69 이상의 결과가 나왔다. 90 가까운

::: 첫 VISIA 검진 결과

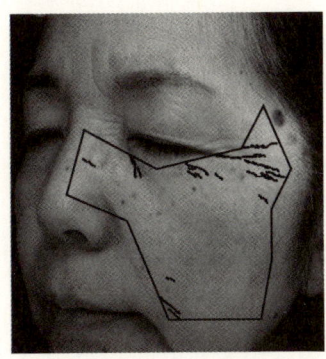

왼쪽 사진에서 선은 주름 항목에 대한 결과다. 아래 표에서 동그라미 친 숫자는 작을수록, 나머지 숫자는 클수록 피부가 좋다는 것을 의미한다.

	오른쪽 얼굴	왼쪽 얼굴
피부결	719	807
	75	71
기미	69	88
	78	69
주름	14	15
	87	81
모공	341	382
	87	78

> **Check**
>
> 저자는 VISIA라는 기계로 피부 측정을 했는데, 국가마다 피부과마다 사용하는 검사 기계가 다르다. 피부 상태를 상세히 알고 싶다면 '기미, 주름, 모공, 피부 결 등 피부 상태를 다각도로 분석하는 검사'를 병원에 요청하면 된다.

항목도 있다. 이 정도면 '매우 양호한 상태'라고 의사가 말한다. VISIA의 측정 기준으로 피부 상태가 매우 좋은 걸 보니 걱정이 사라지고 용기가 솟는다.

　다시 한 번 이야기하지만, 이것은 피부단식을 시작할 때의 수치가 아니다. 기초화장품을 끊고 나서 넉 달째 접어든 현재의 결과이기 때문에 2월에 비해서 크게 회복되었다는 뜻이다. 보통 처음이 개선 속도가 가장 빠르다. 여기까지 왔으니 앞으로도 꾸준히 해야지.

화장품의 마법에서
이제 그만 깨어나라

✽　　　　　　TV를 보는데 '쇼핑 정보'라는 프로그램에서 처음 듣는 브랜드의 화장품을 소개한다(프로그램 자체가 광고 같다). 피부 탄력과 보습에 효과가 높은 제대혈 줄기세포 배양액이 함유되어 있다면서 '태반(플라센터)보다 효과가 훨씬 높다'고 대놓고 선전한다.

제대혈이라… 탯줄? 깜짝 놀라서 화면을 다시 들여다보니 가가와대학 의학부 부교수라는 여성이 나와서는 "일본산 돼지에서 추출한 제대혈이라 아주 귀하며 태반보다 보습 효과가 뛰어나다"고 설명한다.

그런데 가만히 들어보니 그녀는 이와 비슷한 이야기만 반복할 뿐 "제대혈 추출물을 배합한 이 화장품을 피부에 바르면 보습과 탄력이 좋아진다"는 말은 한 마디도 하지 않는다. 혹시 누군가 제품 소개에 관해 따지면 "나는 제대혈 추출물이 보습력에 좋다는 사실만 전달했다"고 빠져나가면 그만이겠구나 싶었다. 피부과 의사가 화장품 광고에 관여할 때 보이는 전형적인 패턴이다.

잡지나 신문 같은 지면 광고도 마찬가지다.

잡지나 신문에는 피부과 의사의 조언을 덧붙여 만든 광고기사가 흔히 등장한다. 그 기사들은 한결같이 한 브랜드의 화장품을 일정 기간 사용해서 사용 전과 사용 후의 피부 상태를 데이터화해 비교한다. 물론 수치를 속였다고는 생각하지 않는다. 만약 그렇다면 그건 사기다.

그런데 그 데이터에는 속임수가 숨어 있다. 에센스나 크림을 바르고 난 뒤 피부를 측정하면 실제로 수분량이나 유분량이 증가한다. 이번 미용검진에 이용된 VISIA를 제조하는 회사에서도 크림을 바른 뒤 측정하면 소프트포커스 작용(주름이나 모공을 가리는 작용)으로 인해 75% 이상 주름이 줄어드는 사진을 홈페이지에 공개하기도 했다.

사람들은 숫자 정보에 약하다. 아무래도 나처럼 수학과 과학에 약한 사람일수록 숫자를 맹신하는 경향이 있다. 다이어트가 유행하게 된 데도 숫자의 힘이 컸다. 다이어트의 효과가 구체적인 숫자로 바뀌면 기쁨이 커지는 것이다. 화장품도 마찬가지다. 잡지에서도 방송에서도 언뜻 보기에는 과학적인 데이터를 앞세워 광고를 퍼붓고 있지만 그 데이터에는 다음과 같은 함정이 있다.

- 샘플 수가 적다.
- 다른 해석도 성립된다.
- 특정 브랜드가 독자적으로 개발했다.
- 쥐 실험만으로 검증했다.
- 특정 조건에서 실험한 샘플에 치우쳐 있다.
- 실험 조건을 일부만 공개한다.

문제는 나와 같은 일반 소비자들은 그것을 일일이 검증하지 못한다는 것이다. 그 제품을 사용하지 않으면 그럴 필요조차 없지만 말이다.

화장품에는 마법과 같은 힘이 있다. 그래서 많은 여성들이 화장품의 울타리 안에서 안정감을 느끼는 게 사실이다. 어떤 독자는 "화장품에 어떤 성분이 있든 씻겨나가면 그만 아니냐"고 반박하고 싶겠지만, 안타깝게도 그렇지 못하다. 바르고 있는 동안 화장품에 가려진 피부는 메말라가고 늙어가기 때문이다.

남성들은 어째서
피부가 땅긴다고 하지 않을까?

✽ 　　　　현재 40세 이상의 중년 남성들 대부분은 화장품을 꾸준히 발라본 적이 없을 것이다. 하지만 그들에게서 피부가 땅긴다는 이야기는 들어본 적이 없다.

남성은 화장품을 바르지 않아도 괜찮지만, 여성은 바르지 않으면 피부가 손상된다는 말은 앞뒤가 맞지 않는다. 남성이 여성보다 피지가 많이 분비되는 것은 사실이나 보습 기능에서 피지가 차지하는 비중은 낮다. 오히려 피지가 많으면 여드름과 같은 피부트러블이 생기기 쉽다.

"남성은 기미에 주름에 여드름 자국도 선명하고 털도 많은데 여성보다 피부가 좋다고 할 수가 없죠."

이렇게 반박하는 이도 있을 것이다. 전혀 아니라고 부정할 수는 없다. 하지만(여기가 중요하다) 그 이유가 '기초화장품을 바르지 않은 결과'가 아니라는 점은 확실하다. 다시 말해 상당수의 남성이 자외선에 무방비 상태로 노출되고 털이 많고 여성보다 피지가 많이 분비되기 때문에 여드름이 잘 생기는 것이지 화장품을 바르지 않아서가 아니다.

이런 당연한 사실을 그동안 왜 모르고 지냈을까 생각하다가 '남성은 화장품을 바르지 않는다'는 고정관념이 원인임을 깨달았다. 화장품을 포함해 우리 삶은 고정관념으로 가득하다.

비쌀수록 좋다?
화장품도 그럴까?

✽ 화장품의 원가는 놀라우리만치 싸다. 5000엔짜리 크림은 원가가 대개 100엔에서 200엔 사이, 3000엔짜리 립스틱은 450엔 정도다. 그 가운데 용기 값이 300엔, 내용물 값은 150엔이라고 한다.

이처럼 일부러 가격을 높게 책정하는 것을 '위광효과'라고 한다. 비싸면 품질도 좋을 거라 여기고, 비싼 물건을 통해 사회적 신분이 상승되는 것 같은 기분을 느끼고 싶은 소비자의 심리를 이용한 마케팅 기법이다.

화장품 업계를 파헤친 소설 《코스메틱》의 작가 하야시 미에코는 등장인물을 통해 우리에게 이렇게 말한다.

'1만 5000엔짜리 에센스의 원가는 기껏해야 1400~1500엔이야. 그런데 2000엔짜리 에센스를 바르고 여자가 기뻐할까? 예뻐질까?'

사람들은 옷이든 가구든 가격이 비쌀수록 품질도 좋다고 생각한다. 그중에서도 기초화장품은 위광효과의 성과가 특출나다.

현재 일본 여성은 세계에서 가장 많이 화장품을 소비한다고 알려져 있다. 이 불황에도 판매액이 늘어나고 있다(2012년 판매액은 2조 2769억 엔으로 전년 대비 0.2% 증가). 하지만 잘 팔리는 상품은 다른 나라와 다르다. 예를 들어 프랑스에서는 향수 등 프레그런스가 70%를 점유하고 있지만 일본에서는 70%가 기초화장품이다. 고개가 절로 끄덕여진다. 평소에도 일본인만큼 아름다운 피부에 집착하는 국민은 없다고 생각했기 때문이다.

내 유럽 친구들만 보더라도 화장품 가짓수가 놀랄 만큼 간소하다. 니베아 크림만 바르는 사람, 스킨만 사용하는 사람도 있다. 옛날에 비해 색조화장을 하는 젊은이들은 늘었으나 기초화장품은 여전히 간략하게 바른다(전혀 바르지 않는 사람은 드물다).

화장품 회사의 입장에서도 기초화장품이 주력 판매 상품일 수밖에 없다. 립스틱이든 아이섀도든 색조화장품은 사용 기간이 길지만, 스킨이나 크림은 정기적으로 재구매를 하는 소모품이기 때문이다. 더욱이 색조화장은 하지 않더라도 기초화장품은 꼭 바르는 사람들이 점차 늘어나고 있다.

그만큼 인기 있는 기초화장품. 고급 제품도 많다기에 조사를 했는데 적잖이 놀랐다. 시세이도의 최고급 브랜드인 '더 긴자'의 엔파워라이저 크림은 40g에 10만 5000엔이고, 고세의 최고급 브랜드인 '코스메 데코르테'의 AQ밀리오리티 인텐시브 크림은 45g에 12만 6000엔이다. 금보다 비싸다. 이렇게 비싼 값에도 잘 팔린다니, 여성들이 광신적으로 추종하는 화장품 신앙에 기겁했다.

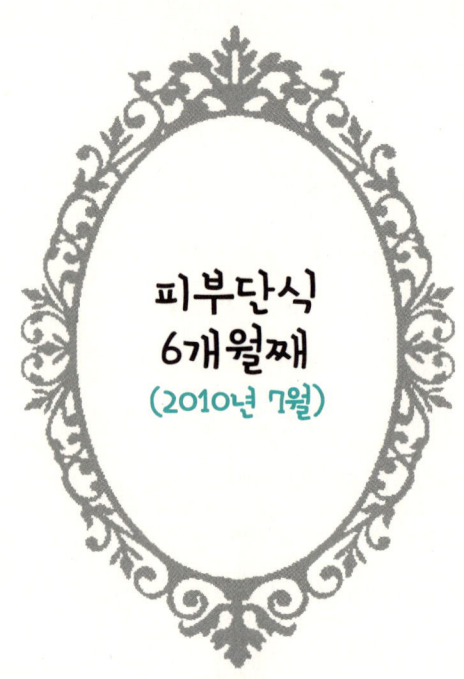

피부단식 6개월째
(2010년 7월)

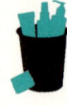

6월 말부터 시작된 장마가 7월인 지금도 아직 걷히지 않고 있다.

무심코 손을 봤는데 거칠거칠하던 손바닥이 부드러워졌다. 핸드크림을 바르지 않으려 버티던 일이 마치 거짓말 같다. 이것이 계절에 따라 피부의 장벽 기능이 달라진다는 증거인가?

앞에서 얘기했지만, 복습할 겸 다시 얘기한다.

'여름에는 기온이 올라가 혈액순환과 피부의 신진대사가 활발해지기 때문에 피부의 장벽 기능이 상승한다. 따라서 피부트러블이 적다.'

민낯에
색조화장을 하다

※ 7월 15일, 격식을 갖춰야 할 자리에 갈 일이 생겨서 오랜만에 메이크업베이스와 리퀴드 파운데이션을 발랐다. 맨 피부에 메이크업베이스와 리퀴드 파운데이션을 바른 건 다섯 달 만이다.

민낯에 파우더 파운데이션 하나만 바를 때보다 촉촉해 보인다. 메이크업 베이스 대신에 바셀린을 사용할 수도 있다. 그리고 자외선이 강한 계절에는 파우더로 마무리하는 것을 추천한다. 파우더가 자외선 산란제의 기능을 대신하기 때문이다.

많은 여성들이 리퀴드 파운데이션을 지우려면 클렌징크림으로 닦아내야 하는 것으로 알고 있는데 워터 프루프 제품만 아니면 비누로 닦아내도 충분하다. 거품망으로 비누거품을 풍성하게 내서 얼굴에 손이 닿지 않게 주의하면서 거품을 눌러가며 씻고 물을 끼얹어가며 헹구면 된다.

완벽하게 지워지지 않아도 괜찮다. 내가 다니는 병원에서도 피부에 메이크업 잔여물이 조금 남아도 괜찮다고 했다. 깨끗하게 지우려고 클렌징크림을 사용하거나 손가락으로 문지르는 것이 훨씬 피부 자극이 심하기 때문이다.

색조화장도 마찬가지다. 색소는 피부에 스며들지 않는다. 가만히 놔둬도 때가 돼서 저절로 떨어져나가기 때문에 말끔히 지워지지 않아도 걱정할 필요 없다.

외모 지상주의 시대의 안티에이징

✱   안티에이징, 꽤 오래 전부터 빈번하게 들어온 단어다. 안티에이징은 '항노화' 또는 '노화 방지'로 번역되는데, 노화에 맞서는 관리를 일컫는다. 그 중심에 있는 것이 미용, 즉 외모다.

나이 듦에 따라 피부나 신체가 노화되는 것은 지극히 자연스러운 현상으로, 인간의 힘으로는 막지 못한다. 하지만 노화를 늦출 수는 있다는 것이 안티에이징의 일반적인 개념이다. 요즘 같은 '외모 지상주의 시대'에 안티에이징 화장품은 화장품 업계에서 황금알을 낳는 거위로 통한다.

요새 사람들의 젊음과 아름다운 피부에 대한 강한 집념은 내가 젊었을 때보다 훨씬 강하다. 고등학생들은 대학생을 '아줌마'라고 부른다고 한다. 아름다움과 젊음에 대한 이 이상한 집념은 어디에서 왔을까? 대학교 4학년일 때 신입생을 보고 귀엽다며 친구들과 대화를 나눈 기억이 있다. 하지만 피부가 좋다는 둥 어떻게 생겼다는 둥 스스로 비교하지는 않았다. 20대인 자신이 아직 젊다고 생각했기 때문이다.

관점을 바꿔서, 노화가 아니라 시간의 흐름을 늦추는 방법을 고민해보면 어떨까? 이것도 일종의 안티에이징이 아닐까?

많은 사람들이 나이를 먹을수록 시간이 빨리 간다고 느낀다. 그 이유는 우리의 뇌가 잔꾀를 부리기 때문이다. 모르는 것에는 재빨리 반응하지만 아는 것은 통과시킨다. 낯선 곳을 찾아갈 때, 걸린 시간은 같아도 가는 길보다 돌아오는 길이 짧게 느껴진다. 갈 때는 목적지에 도달하기 위해 주위 상황을 살피지만, 돌아올 때는 이미 알고 있으니 그냥 지나친다. 그것처럼 '지금 이 순간'을 천천히 즐길수록 시간이 길게 느껴질 것이다. 현재를 즐김으로써 마음까지 행복해진다.

   인간은 온갖 센서를 갖추고 있음에도 불구하고 시간을 감지하는 능력은 떨어진다. 마트의 계산대에서 기다리는 3분은 지겨우리만치 길지만, 친구와 수다를 떠는 1시간은 눈 깜짝할 새 지나간다. 나는 앞으로 남은 시간이 한정된 지금을 소소한 일상 하나하나 기억하며 살고 싶다. 그것 역시 '안티 에이징'이니까.

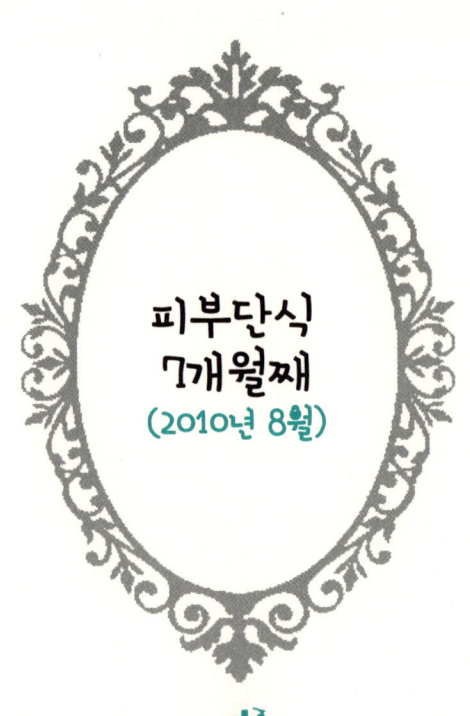

피부단식 7개월째
(2010년 8월)

기초화장품을 끊은 지 대략 반년째 접어들었다. 오른쪽 입가에 끈질기게 남아 있던 허물이 마침내 사라졌다. 만세!

하지만 입술 주변은 아직도 허물이 조금씩 벗어진다. 입가는 피지가 적게 분비되는 부위라고 한다. 그래서 그런 것인지도 모르겠다. 다른 곳은 깨끗하다.

세안할 때마다 느껴지던 매끈함은 여전히 느껴지지 않는다. 매끈함이 사라진 이유가 아무것도 바르지 않아서라고 생각했는데, 매끄러운 피부란 어쩌면 지금과 같은 상태를 가리키는 게 아닐까 하는 생각도 든다. 피부 결도 점차 되살아나는 듯하다. 아무튼 내 피부는 완전히 건강해진 모양이다. 반년 가까이 허물에 시달렸지만 이제 다 끝났다(나중에 안 사실이지만 착각이었다)!

라오스에도
화장품 신앙이…

✽　　　　　열흘 정도 라오스에 다녀왔다. 라오스는 햇살이 따가운 데다 종일 걸어다녀야 하므로 2월 이후 처음으로 자외선차단제를 준비해 갔다. 비누로도 쉽게 씻기는 SPF20에 논케미컬 제품이다.

하지만 그마저도 하루인가 이틀인가 바르고는 포기했다. 라오스의 날씨는 잠깐씩 소나기가 내리고 종일 햇볕이 쨍쨍했는데, 워낙 고온다습한 데다 우기였던 까닭에 자외선차단제가 땀에 금방 지워졌기 때문이다. 덧바르기 귀찮았고, 이 나이에 햇볕에 그을리는 것에 민감하게 굴 일도 없고 말이다. 하지만 긴소매 옷, 스카프, 모자, 양산은 꼭 챙겼다. 자외선을 피하는 데도 유용하고 직사광선을 가리니 더 시원했다.

동남아시아 여성들은 피부가 좋은 줄 알고 있었지만, 라오스 여성들을 만나 보니 정말 피부가 매끈했다. 10년 전 베트남에 갔을 때 일본 화장품이 유행한다는 이야기를 들었는데, 여태껏 화장품을 바르지 않았던 베트남 여성들 사이에서 피부관리가 유행하기 시작해 지금은 화장품이 신분을 상징하는 물건으로 떠올랐다고 한다. 라오스는 베트남보다 국민 소득이 낮아 대부분 피부관리를 하지 않을 것이라고 추측했다. 그런데 길거리에서 거대한 화장품 광고판을 보고는 생각을 고쳐먹었다. 한편으론 '온 세계가 화장품 공해에 물들어가는구나' 싶어서 깊은 무력감에 사로잡혔다.

뿌리박힌 고정관념과 업계의 거대한 영향력에 맞서기가 어려운 게 당연하지만, 무력감을 느낀 원인이 하나 더 있다. 피부에 무언가를 발라서 아름다워지고 싶은 욕구는 여자의 본능이라고 할 수 있을 만큼 강하다는 사실 때문이다. 나도 여자이기에 그 마음을 이해한다.

아주 먼 옛날부터 여성은 피부를 관리해왔다. 네로 황제의 아내인 포파에아가 우유 목욕을 했고, 클레오파트라가 장미 목욕을 했다는 이야기는 이미 잘 알려져 있다. 클레오파트라와 양귀비는 미모를 가꾸기 위해 진주가루를 먹었다고 한다. 미용보조제 활용의 선구자들이다. 이런 습성은 지금까지 이어 내려오고 있으며, 더욱 몰두하는 추세다. 게다가 천동설과 마찬가지로 우리 삶에 너무나 깊숙이 파고들어 아무도 그 이면을 보거나 의심하지 않는다. 그 덕분에 화장품에 대한 고정관념은 더욱 견고해졌는지도 모른다.

화장품에 대한 고정관념, 그 기세가 하늘에 구멍이라도 뚫을 듯 대단한 것 같다.

해충 방지 스프레이와 이별하다

✻   여름철 생활필수품의 하나가 해충 방지 스프레이다. 나는 올해부터 해충 방지 스프레이를 쓰지 않기로 했다. 벌레에 물

려도 괜찮아서가 아니다.

　안뜰에서 보내는 시간이 많고, 개를 산책시켜야 하기 때문에 해충 방지 스프레이는 나의 필수품이었다. 산책할 때는 물론이고 안뜰에서 맥주를 마실 때도 뿌릴 수 있게 현관, 안뜰, 창가 등 집 안 곳곳에 놓아둘 정도였다. 하지만 피부단식을 시작한 뒤로 사용하고 싶은 마음이 사라졌다.

　해충 방지 스프레이에 관해 조사해봤더니 주성분은 디에틸톨루아미드(DEET)라는 화학물질이다. 독성이 낮다는 이유로 광범위하게 사용되는데, 드물기는 하나 신경장애나 피부염을 일으킨다는 보고가 있다. 2005년에는 캐나다 정부가 주의령을 내린 것을 계기로 일본의 국민생활센터에서도 해충 방지 스프레이 사용을 자제할 것을 권고하고 있다. 특히 어린아이들이 있는 공간에서는 뿌리지 않는 편이 좋다. 자외선차단제와 마찬가지로 어쩔 수 없는 경우를 제외하고는 되도록 사용하지 않아야 한다.

　그 대안으로 반려견과 산책할 때는 긴 바지를 입고, 목에 해충 방지 목걸이를 걸고, 뜰에 있을 때는 모기향을 피운다. 라오스 여행에서는 말라리아나 뎅기열을 예방하기 위해 해충 방지제가 꼭 필요했지만 옷깃이 있는 긴소매 셔츠에 긴 바지를 입으면 어느 정도 피할 수 있어서 많이 사용하지 않았다.

　사실 모기의 먹이는 꽃의 꿀이나 수액이고, 사람을 무는 것은 암컷뿐이다. 산란하기 위해서 피를 빠는 것이지, 피를 먹이 삼아 살아가는 게 아니다. 다시 말해 암컷 모기는 알을 낳기 위해 목숨을 걸고 피를 빨러 오는 것이다. 그리고 운이 나쁘면 찰싹 내리치는 손바닥에 운명을 다한다.

　몇 해 전, 우연히 이 사실을 알고 무척 놀랐다. 그 뒤로 이상하게 암컷 모기에게 연민이 느껴졌다. 이 세상을 살아가는 모든 것들은 왜 그렇게 종족

보존에 목숨을 거는 것일까? 더욱이 모기는 오로지 암컷만이 이 험난한 운명에 맞선다. 수컷은 인간의 손에 압사당할 걱정 없이 태평스럽게 날아다니기만 하면 된다니···.

모든 일은 생각하기 나름이다. 그 뒤로도 모기와 친해질 수는 없었지만 물리더라도 전처럼 불쾌하게 느껴지지 않았다. 이런 내 모습이 신기하다. 그 덕인지 해충 방지 스프레이와 헤어지기도 쉬웠다.

피부상재균이 잘살아야 피부가 건강하다

✻ 우리 몸에는 무수히 많은 균들이 살고 있다. 체내에 있는 균 가운데 비피더스균이 가장 많이 알려져 있지만, 피부에도 많은 미생물이 존재한다. 대표적인 것으로 표피포도상구균, 여드름균 등을 꼽을 수 있는데 그 수가 1조 마리에 달한다.

피부에 균이 산다는 사실이 썩 반갑지는 않지만, 다행히도 피부상재균이라고 불리는 이 미생물은 건강과 피부에 대단히 중요한 역할을 한다.

표피포도상구균은 땀과 피지의 성분을 먹고 산을 배출한다. 이것을 생산물질이라고 하며, 한마디로 균의 배설물이다. 이 생산물질이 땀이나 피지와 섞여 피부를 촉촉하게 만든다. 또한 생산물질은 약산성이라 피지의 지방산과 함께 피부를 약산성으로 유지한다. 많은 종류의 병원균이 알칼리성을 좋아하므로 결국 피부를 보호해주는 셈이다.

여드름균은 여드름의 주범으로 미움을 사지만, 사실 피부 건강에 든든한 아군이다. 여드름균이 적군으로 변할 때는 수가 증가할 때뿐이다. 따라서 피부를 위해서는 상재균이 건강하게 살아갈 수 있는 환경을 만드는 것이 중요하다.

피부상재균이 건강하게 잘사는 환경 만들기

★ **자외선 차단제를 바르지 않는다**
피부상재균은 화학물질을 싫어하므로 자외선차단제를 바르면 활기를 잃는다.

★ **땀을 흘린다**
피부상재균의 중요한 먹이는 땀과 피지다. 고온다습한 기후에서 생활하는 동남아시아인의 피부가 건강한 이유는 땀을 많이 흘려서 상재균의 수가 많기 때문이다. 땀을 흘리면 불쾌하지만, 체온을 조절하는 데 중요할 뿐만 아니라 땀에 포함된 젖산과 요산이 낡은 각질을 벗겨낸다. 쉽게 말해 땀은 때가 떨어져 나가는 것을 돕는다. 그리고 땀을 흘리면 표피포도상구균의 수가 늘어난다. 한마디로 땀은 피부에 좋은 영향을 끼친다.

★ **세정제를 사용하지 않는다**
비누나 세정제를 사용하면 악성 병원균과 함께 피부상재균까지 없어진다. 상재균이 건강해야 피부가 약산성으로 유지돼서 악성균(황색포도상구균 등)이 번식하지 못한다. 따라서 평소 세정제를 쓰지 않고 물로만 씻는 게 좋다. 피지가 산화해서 생기는 과산화지질은 수용성이기 때문이다.

★ **기초화장품을 바르지 않는다**
화장품에 함유된 계면활성제와 방부제는 세정제와 마찬가지로 피부상재균을 죽인다.

> ★ 몸을 따뜻하게 한다
> 피부상재균이 증식해서 건강하게 활동하려면 체온이 필요하다. 인간의 체온은 평균 36.5도. 몸을 차갑게 하면 상재균의 활동이 둔해진다. 차가운 음식이나 음료를 지나치게 섭취하는 것, 옷을 얇게 입는 것, 덥다고 강하게 냉방하는 것은 좋지 않다.
>
> ★ 피부를 문지르지 않는다
> 표피에 상처가 나서 피지 분비량이 줄어들면 피부상재균이 번식하기 어려워진다.

이쯤 되면 독자 여러분도 알아챘으리라 생각한다. 그렇다! 지금까지 피부 건강을 위해 이야기한 내용과 일치한다.

오랜만에 비누 세안을 했다.
계속 일어나던 입가의 허물이 습진 비슷한 증상이라는 걸 열흘 전쯤 알게 되었다. 이내 허물이 떨어지면서 나은 것까지는 좋았는데 그 자리에 옅은 기미가 생겼다. 이 기미가 어떻게 될지 잘 지켜봐야겠다.

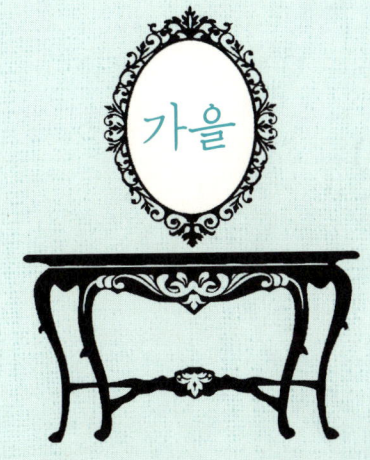

가을

건조한 계절,
무사히 넘길 수
있을까?

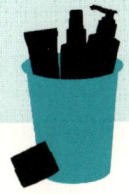

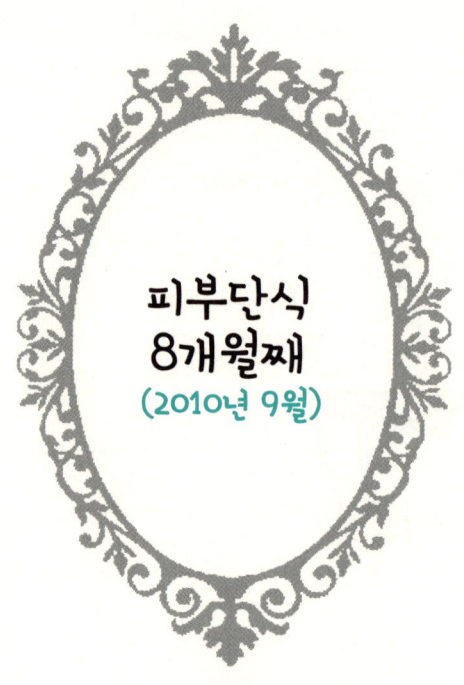

피부단식 8개월째
(2010년 9월)

얼굴피부는 이제 건조하지 않고 트러블도 없다. 이마의 주름이 옅어진 것 같은데, 기분 탓일까? 팔자주름은 확실히 옅어졌다. 허물이 떨어진 자리에 생긴 기미는 어느 새 옅어져 피부색이 밝아 보인다. 피부단식 반년 만에 이렇게 변하다니, 굉장하다.

한창 바쁘거니와 피부에 문제가 없으니 거울을 보는 것을 그만 잊어버리고 산다. 이러다가 아무것도 바르지 않고 있다는 것조차 잊어버리겠다. 인간은 역시나 적응력이 빠르다. 피부단식을 시작할 무렵에는 편하다고 매일 감탄사를 연발했으면서 이내 화장품을 바르지 않는다는 사실도 돈·시간·수고가 들지 않는다는 고마움도 까맣게 잊고 지낸다. 익숙해진다기보다 피부단식의 고마움을 잊는다고 하는 편이 더 어울릴지 모르겠다.

유감스럽게도 고마움을 잊는 것은 나뿐만 아니라 모든 생물의 공통된 습성이다. 하지만 생물학자들은 이것이 나쁜 것만은 아니라고 한다. 한번 손에 넣은 대상에는 더 이상 관심을 주지 않음으로써 생존의 가장 중요한 조건인 '주의력'을 그다음 대상으로 돌릴 수 있기 때문이다. 우리 선조는 이런 방식을 통해 살아남았다.

스무 살의 나, 나이 먹은 나

✻ 가을 학기가 시작되었다. 첫 강의가 끝나고 여학생 두 명이 나를 찾아왔다.

"교수님, 저희 이제 왔어요."

여학생 수가 적은 수업이라 학생들을 대부분 기억하는데 얼굴을 봐도 누군지 모르겠다. 화장이 무대분장은 저리 가라 할 정도로 진하다. 눈을 뜬 건지 감은 건지 알 수 없을 만큼 두꺼운 아이라인에 알록달록한 아이섀도, 번쩍거리는 눈두덩과 볼, 눈을 깜빡일 때마다 찰싹찰싹 소리가 날 것 같은 인조속눈썹이 눈에 들어온다. 저게 바로 속눈썹 연장술인가? '너희들, 지각한 주제에 화장은 완벽하게 하고 온 거야?'라고 한마디 하고 싶지만 꾹 참았다.

요즘 학생들은 방학을 이용해 외모를 가꾼다고 한다.

'꾸미지 않아도 예쁠 나이야.'

두 여학생과 비슷한 나이에 주위 어른들에게 들었던 이 말이 입 밖으로 튀어나올 뻔했다. 이런 걸 노파심이라고 하나보다. 그러고 보니 여학생들과 이런 대화를 나눈 적이 있다.

"고등학교 때부터 라이터를 가방에 넣어 가지고 다녔어요."

"담배 피우니?"

"아니요. 속눈썹 뷰러 달구려고요."

세상은 왠지 점점 가늠하기 어려운 방향으로 흘러가는 듯하다.

나는 대학에 입학하고 나서 화장을 시작했다. 그 무렵 이웃 아주머니들이 내게 "지금이 제일 예쁠 때야. 우리 나이가 되면 화장이 필요하지만 지금은 꾸미지 않은 그대로가 예뻐"라고 했지만, 화장을 하고 거울을 보면 맨얼굴보다 예뻐 보였다. 화장을 전혀 하지 않았던 기간은 유럽에 머물렀던 2년 반과 귀국 후 반년 정도다. 하지만 기초화장품은 꼭 발랐다. 어쩔 수 없었다. 나도 얼마 전까지 기초화장품의 유해성을 몰랐으니까.

전 NHK 아나운서 야마네 모토요 씨의 에세이에서 읽은 명언이 떠오른다.

'나이를 먹는 것은 즐거운 일이다. 단, 거울만 보지 않는다면.'

인류란 어떤 면에서 보면 결코 진화하지 않은 생물이다. 그 나이가 되지 않으면 절대로 알 수 없는 것들이 있으니 말이다.

네 번째 미용검진,
버릇이 문제다

✳︎   9월 14일, 석 달 만에 미용검진을 받으러 갔다. 지난번과 마찬가지로 현미경으로 피부 상태를 확인했다. 만족할 만한 수준은 아니지만, 처음에 비하면 결이 많이 살아났다.

담당의에게 자외선차단제를 씻어내는 방법에 관해 질문했다. 라오스에 갔을 때는 거의 사용하지 않았지만, 바다를 좋아하는 나로서는 나중에 바를 기회가 있을 테니까. 담당의가 대답했다.

"자외선차단제의 성분 중 80%는 물에 씻겨 나갑니다. 피부에 잔여물이 남는다 하더라도 클렌징크림으로 닦아내거나 강하게 문지르는 것보다 물로 씻는 것이 낫습니다. 피부가 받는 자극을 줄이려면 무엇보다 문지르지 말아야 합니다."

모니터를 보고 또 물었다.

"오른쪽 볼이 손상된 것처럼 보이는데요."

"그렇습니다."

"오른쪽으로 누워 자는 버릇이 있는데 베갯잇과 마찰되기 때문인가요?"

"관계가 있을 겁니다. 그리고 오른손잡이는 아무래도 오른쪽에 힘이 더 들어가는데, 근육이 긴장해서 오른쪽 피부가 손상되는 경우가 있습니다."

그렇구나. 불현듯 니혼대학교 치의학대 도요마 히토시 교수가 생각났다. 2년 전 그로부터 오른쪽 어금니 자리에 임플란트 시술을 받았는데 그때 그가 이런 이야기를 했다.

"인공치아를 심을 때까지 꽤 오랫동안 왼쪽으로 씹으셨죠? 그러면 왼쪽 턱만 쓰기 때문에 반대쪽 근육이 이완됩니다. 임플란트는 미용에도 좋습니다. 양쪽으로 골고루 씹으면 볼에 근육이 생겨서 피부 처짐이 개선되거든요."

이렇게 책을 낼 줄 알았으면 임플란트 시술 전후의 모습을 관찰해둘 걸 그랬다. 하지만 이런 일을 전혀 예상하지 못했으니 어쩔 수 없지.

피부단식에 대한 친구들의 반응

✱ 피부단식에 자신이 생겨서 친구들에게 추천해보았다. 반응은 대개 이랬다.

"스킨이나 로션은 바르지?"

오해하지 않게 '기초화장품을 끊었다'고 말했는데도 한번에 와 닿지 않는 모양이다. 그들에게 스킨, 로션, 크림이 일상생활에 없어서는 안 될 물건으로 자리 잡았다는 것을 뼈저리게 느꼈다. 개중에는 스킨과 올리브 오일만, 그것도 아주 소량을 바른다는 사람도 있었다. 이런 사람은 '바르지 않는' 것이 아니라 '바를 수 없는' 경우가 대부분이었다. 화장품을 바르면 피부가 붉어지거나 염증이 생기는 사람들 말이다.

대부분 화장이 피부에 좋지 않다는 걸 안다. 모순적이게도, 알기 때문에 기초화장품이 꼭 필요하다고 믿어 의심치 않는다(사실 반년 전의 나도 그랬다).

"거짓말 하나 안 보태고 세안 후에 아무것도 안 발라. 물로만 씻고 그냥 내버려둔다니까."

내 말에 친구들의 눈이 휘둥그레진다. 그리고 보통 이렇게 묻는다.

"정말? 그래도 괜찮아? 땅기지 않아?"

질문에 대해 핵심만 짧게 대답하면 반응이 몇 갈래로 나뉜다.

- 그런 이야기를 들은 적이 있다며 실천해보겠다는 사람
- 불안해하면서도 화장품 가짓수를 줄인 사람. 하지만 자외선차단제는 끝까지 포기하지 못한다. 자외선의 위험성에 세뇌되었기 때문이다.
- 원리는 이해하지만 불안해서 도저히 못 하겠다는 사람
- 피부단식을 전혀 받아들이지 않는 사람. 이런 사람들 중에는 예전에 시도해봤지만 만족스러운 결과를 얻지 못한 사람도 있다.

나는 네 번째에 해당되는 사람을 설득할 생각은 없다. 기껏해야 기초화장품이니까 자기가 하고 싶은 대로 하면 된다. 기초화장품이 혹여 건강에 해가 된다면 더 적극적으로 피부단식을 권유하겠지만, 기초화장품을 바른다고 피부 외의 신체기관에 이상이 생기지는 않는다. 또한 기초화장품은 우리에게 다음과 같은 기쁨도 선사한다.

- 피부를 관리하는 즐거움
- 화장품을 바르고 난 뒤의 보드라운 피부를 음미하는 기쁨
- 아름다워졌다는 희열

기초화장으로 피부관리를 하는 것 자체가 목적이자 취미인 사람은 많다. 그런 사람들은 '기초화장품 덕분에 피부가 좋아진다'라고 믿는다. 이것이 기초화장이 케이크나 색조화장과 다른 결정적인 이유다.

케이크를 좋아하는 사람은 맛있어서 먹는 것이지 케이크를 먹으면 살이 빠지고 몸에 좋다고 믿지는 않는다(2011년 7월 30일자 아사히신문에 '끊을 수 없는 것'이라는 제목의 기사가 실렸는데 1순위가 '간식'이었다). 나처럼 말이다. 색조화장을 좋아하는 사람은 '피부에 좋지는 않지만 예뻐 보인다'고 믿기 때문에 한다. 나처럼 말이다. 그렇다! 각자 손해를 감수하면서 케이크와 색조화장을 즐기는 것이다. 하지만 기초화장은 다르다. '기초화장품을 바르면 피부가 건조해지고 주름이 생기고 탄력이 떨어지는 건 알겠는데 기분이 좋으니까 계속 하겠다'는 사람은 없다. 오히려 '기초화장품이 피부를 가꿔준다'고 믿고 기대한다.

앞에서 '기초화장품을 바르고 싶은 사람은 원하는 대로 하면 된다'고 썼는데 약간 덧붙여야겠다. '피부가 건조해지고 노화된다는 손해를 감수한다는 전제 하에'라고. 그러나 그 외의 사람들에게는 피부단식을 꼭 추천하고 싶다. 그것이 바로 이 책을 쓴 이유다.

기초화장품에 대한 진실을 조사하다가 나 자신이 얼마나 무지했는지를 뼈저리게 깨달은 적이 한두 번이 아니다. 그러나 막상 다른 사람과 이야기해보면 그들 역시 기초화장품의 유해성에 관해서 전혀 모르고 있었다. 나만 무지했던 게 아니다. 그래서 안심했냐고? 아니, 그 반대다. 나만 무지했다면 '몰랐다'는 한마디로 끝날 일이지만, 다들 모른다면 그것은 심각한 문제다.

피부단식을
겁내지 마라

✽   우리 머릿속에 단단히 뿌리내린 생각이 있다.

'불안해서 기초화장품을 끊을 수 없다.'

내 추천으로 기초화장품을 끊은 친구에게 이런 이야기를 들었다.

"요즘 피부 컨디션이 최고야. 그래서 딸에게 권유했더니 자기도 가끔 기초화장품이 나쁘다는 이야기를 듣는데 겁나서 피부단식은 못 하겠다고 하더라."

이런 예도 있다. 일흔의 어머니가 병환으로 장기간 입원했다. 입원 기간 내내 화장품을 아예 바르지 않았는데 피부가 좋아졌다고 한다. 그런데 마흔 살인 딸은 이렇게 이야기했다.

"아무리 그래도 나는 불안해서 기초화장품을 못 끊겠어요."

이 이야기를 듣고 잠시 생각에 잠겼다. 실제 사례를 자기 눈으로 보고도 피부단식을 두려워하는 이유가 뭘까? 피부가 좋아진 것은 우연일 뿐이라거나, 피부단식에 성공한 사람은 원래 건강한 피부를 타고난 것이라며 자신과 별개라고 생각하는 걸까? 개별 사례로는 설득력이 부족한 걸까? 구체적인 수치, 대규모 통계 따위로 확인하지 않으면 오랫동안 세뇌된 불안을 떨쳐내기가 어려운 건가? 그럴 수도 있다. 우리는 매일 불안을 주입당하기 때문이다.

'세안 후 꼼꼼히 관리하지 않으면 주름이 늘어납니다.'

'자외선차단제를 바르지 않으면 얼굴이 기미투성이가 됩니다.'

본래 인간은 안도감과 기쁨보다 불안과 공포를 강하게 인지하도록 프로그래밍되어 있다. 이것은 진화 과정에서 검증되었다. 불안과 공포를 강하게 인지함으로써 나쁜 사태를 예측하고 대비해왔기 때문에 하늘도 날지 못하고 냄새도 제대로 구분하지 못하고 먼 곳도 보지 못하고 발도 느린 우리의 선조가 살아남은 것이다. 미디어에서는 불행한 뉴스를 더 크게 다룬다. 즐거워 보이는 사진과 슬퍼 보이는 사진을 보여주면 모두 슬퍼 보이는 사진에 강하게 반응한다는 신경심리학 실험도 있다.

피부단식을 일단 이해하면 매우 단순한 원리임에 놀란다. 그리고 인체와 자연의 신비함에 다시금 감동하게 된다.

바다에서 수영을 하고 있다고 가정해보자. 시간이 지나도 바닷물이 몸속으로 흡수되지 않는다. 이것에 비추어보면 피부는 아무것도 받아들이지 않는다는 걸 바로 알 수 있을 텐데 왜 화장품은 피부 속으로 침투한다고 굳게 믿는 것일까? 참 신기하다.

깊이 생각해보길 바란다. 피부는 바깥의 이물질로부터 우리를 지키고 아무것도 '받아들이지' 않는데 땀, 피지, 묵은 각질, 멜라닌 등 내보내야 할 것은 확실히 배출한다. 참으로 훌륭한 시스템 아닌가?

동년배 친구들은 내 주장을 흔쾌히 받아들였다. 내 이야기를 계기로 화장품 가짓수를 줄이거나 바르지 않는 사람이 늘었다. "화장품 욕심을 부릴 나이는 지났다", "옳다고 믿었던 상식이 틀렸다는 것을 직접 경험했다", "내가 이 나이에 화장품 발라 무엇 하겠어" 등등 이유는 각자 다르지만.

게다가 이보다 더 편할 순 없다. 무엇보다 나이를 먹으면 귀찮은 건 딱 질색이기 마련이다.

익숙함의 결과

✻ 9월에는 놀랄 만한 일이 일어났다. 화장품을 바르지 않는다는 것을 어느 샌가 잊어버린 것이다. 평생 스킨이나 크림을 바른 적이 단 한 번도 없다고 착각할 정도다. 그만큼 피부단식이 당연한 일이 되어버렸다.

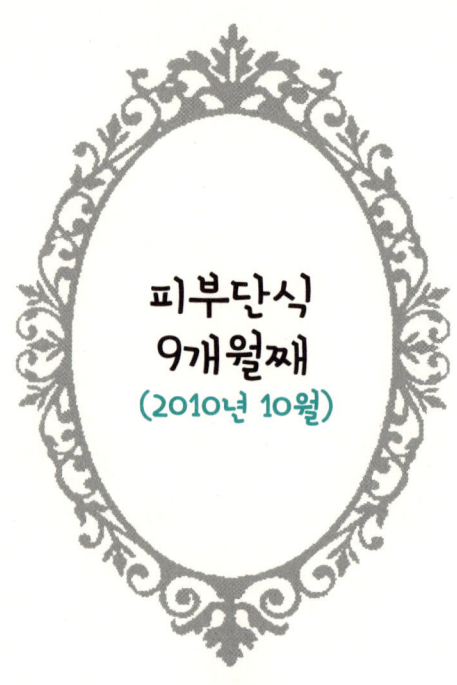

피부단식
9개월째
(2010년 10월)

　　　　　　　10월 치고는 따뜻한 날이 이어졌다. 계절에 맞지 않는 고온 현상이다.

　잠시 허물이 나왔다 싶었는데 다시 시작됐다. 피부단식을 한 뒤로 정도의 차이는 있으나 입가에 늘 허물을 달고 산다. 허물이 낫지 않는 원인에 대해서는 몇 번 언급했지만, 그동안 두 가지 착각을 하고 있었다는 걸 이제야 깨달았다.

　첫째, 기초화장을 꾸준히 했을 때는 세안 후 바로 스킨이나 크림을 발라서 못 느꼈을 뿐 계절과 피부 상태에 따라 항상 허물이 일어났다.

　둘째, '기초화장을 그만두면 피부가 거칠어진다 → 장벽 기능이 회복되어 피부가 건강해진다 → 건강한 피부 상태가 유지된다'가 다라고 믿었다. 계절과 주변환경, 생활습관, 컨디션에 따라 피부 장벽의 상태가 끊임없이 변화하는 것이 당연한 데 피부가 회복되면 그 상태가 평생 유지된다는 착각에 빠져 있었던 것이다.

요즘 같은 환절기는 일교차가 심하고, 일별로 기온차가 크기 때문에 피부에도 그 영향이 나타난다. 하지만 가렵지 않고 자각증상도 없어서 여전히 아무것도 바르지 않는다. 마지막으로 바셀린 뚜껑을 열었던 때가 언제였는지 기억이 나지 않을 정도다.

피부 광채는
합성폴리머의 눈속임

✳︎ 고백하건대, 지금까지 피부단식을 포기하고 싶은 순간이 몇 번인가 있었다. 민낯이든 화장을 할 때든 이전처럼 광채가 나지 않는다고 느꼈을 때다. 나중에 안 사실이지만 피부 광채는 '합성폴리머'의 눈속임이었다.

합성폴리머는 합성수지, 합성고무, 합성셀룰로오스를 가리킨다. 책이나 잡지의 표지가 코팅 처리로 인해 반들반들하듯 피부 광채는 합성폴리머가 피부 표면을 코팅하면서 생기는 현상이다. 기초화장품, 색조화장품을 불문하고 굉장히 많은 화장품, 특히 보습 효과를 강조한 화장품에는 합성폴리머가 들어 있을 확률이 높다. 대표적인 합성폴리머로는 ○○메치콘(디메치콘·

트리메치콘 등), ○○셀룰로오스, 가수분해 콜라겐, 아크릴산○○, ○○카보머 등이 있는데 이 외에도 오싹할 정도로 그 수가 많다.

피부가 촉촉하게 빛나는 원리는 이렇다.

먼저 계면활성제가 피부 장벽을 파괴하고 아미노산과 히알루론산 등 보습 성분을 함유한 액이 피부에 침투된다. 그중 합성폴리머는 분자가 매우 크기 때문에 피부 표면에 남아서 막을 형성한다. 그 영향으로 피부는 이른바 비닐 코팅돼서 매끈하고 반짝거릴 뿐만 아니라 아기 피부처럼 탄력 있어 보인다. 덤으로, 발림성이 좋고 잘 스며드는 느낌이 난다. 게다가 앞서 들어간 수분이 피지막 아래에서 유지되므로 피부는 촉촉해지고 잠시나마 잔주름이 사라진다. 이때 정밀한 시스템으로 미용검진을 해보면 '수분량이 늘었다', '주름이 옅어졌다'는 결과가 나온다.

하지만 화장품에 보습 성분이 들어 있다 하더라도 그 성분을 피부에 침투시키려면 계면활성제의 힘으로 피부 장벽을 파괴해야 한다는 점을 잊지 말자. 게다가 합성폴리머로 막을 씌워서 일시적으로 수분 증발을 막기 때문에 피부 장벽은 제 기능을 충실히 수행하고 있다고 착각한다. 해야 할 일이 없어진 피부는 게으름을 피우고, 그 결과 장벽 기능은 노화되고 건조해지는 수순을 밟는다.

바르면 즉각적으로 주름이 펴지고, 그 상태가 6~8시간가량 지속된다는 화장품 광고를 본 적이 있다. 처음 그 광고를 봤을 때는 그런 화장품도 있냐며 놀라워했으나 합성폴리머의 효과라는 걸 알고 난 지금은 그런 광고를 봐도 전혀 흔들리지 않는다.

::: 피부 광채의 진실

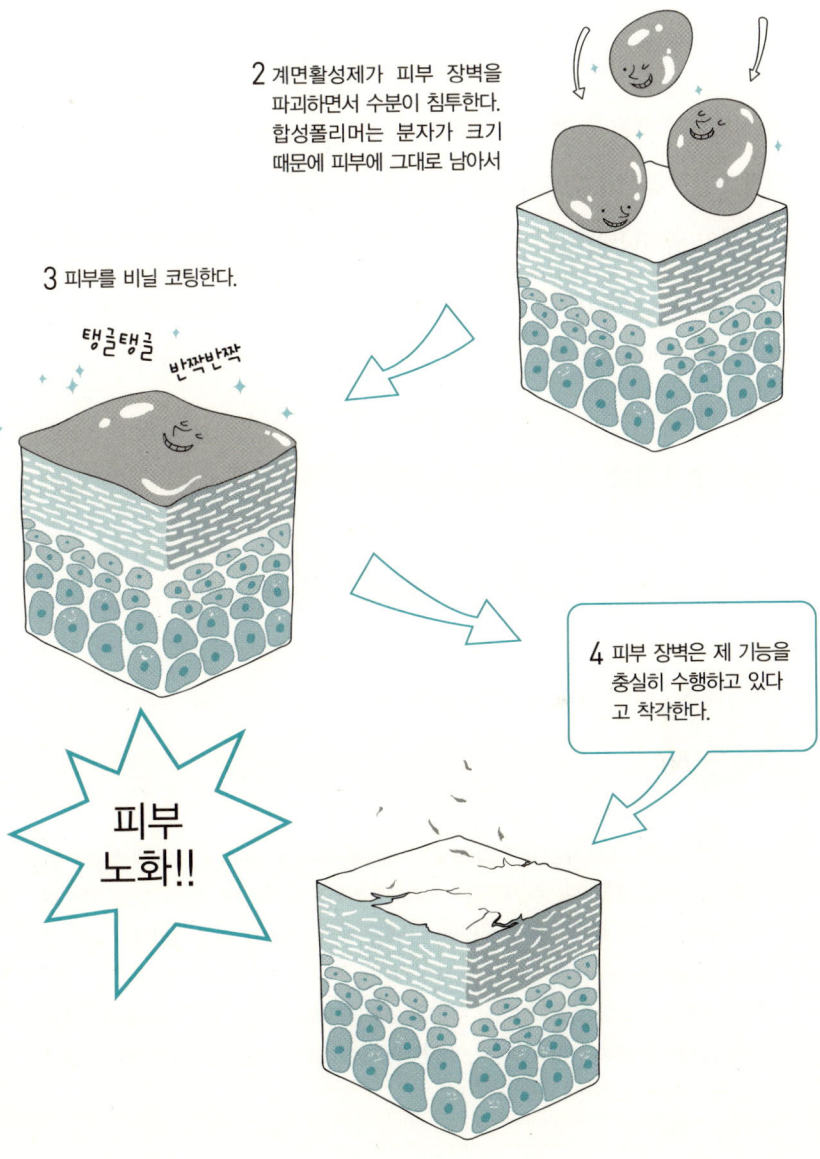

스킨은 피부 건조를
부추길 뿐이다

※ 입술에 침을 바르면 입술이 더욱 마르는 상황을 한번쯤 겪어봤을 것이다. 화장품을 발랐을 때도 이와 같은 상황이 벌어진다. 피부 표면의 수분이 증발하면 각질이 벌어지면서 그 틈새로 피부 속 수분까지 빠져나간다.

건조함을 해결하려고 스킨 팩이나 안면 스팀을 하는데, 그것도 피부에 좋지 않다. 사용 직후에는 피부 수분량이 늘어난 것처럼 느껴지지만 시간이 지나면서 피부를 더욱 건조하게 만들기 때문에 주의해야 한다. 보습스킨은 더더욱 좋지 않다. 수분이 증발한 다음 휘발되지 않은 보습 성분이 그대로 남아 피부를 자극하기 때문이다.

샤워를 마친 뒤 거울을 보면 잔주름이 사라지거나 피부가 촉촉해 보인

피부에서 빠져나가는 수분을 정확하게는 '경피수분손실량'이라고 하며, 각질층을 통과해서 체외로 증발되는 수분량(땀은 제외)을 가리킨다. 피부의 장벽 기능을 측정하는 지표는 각질층 내의 수분량과 연관이 있다. 손상된 피부는 수분 증발량이 높기 때문에 각질층 내의 수분이 감소한다.
피부 건조를 개선하려면 외부에서 수분을 보충할 것이 아니라 장벽 기능을 개선해서 수분 증발량을 줄여야 한다. 피부는 무언가를 받아들이는 입구가 아니라 배설기관이기 때문이다.

::: 스킨은 피부를 건조하게 만든다

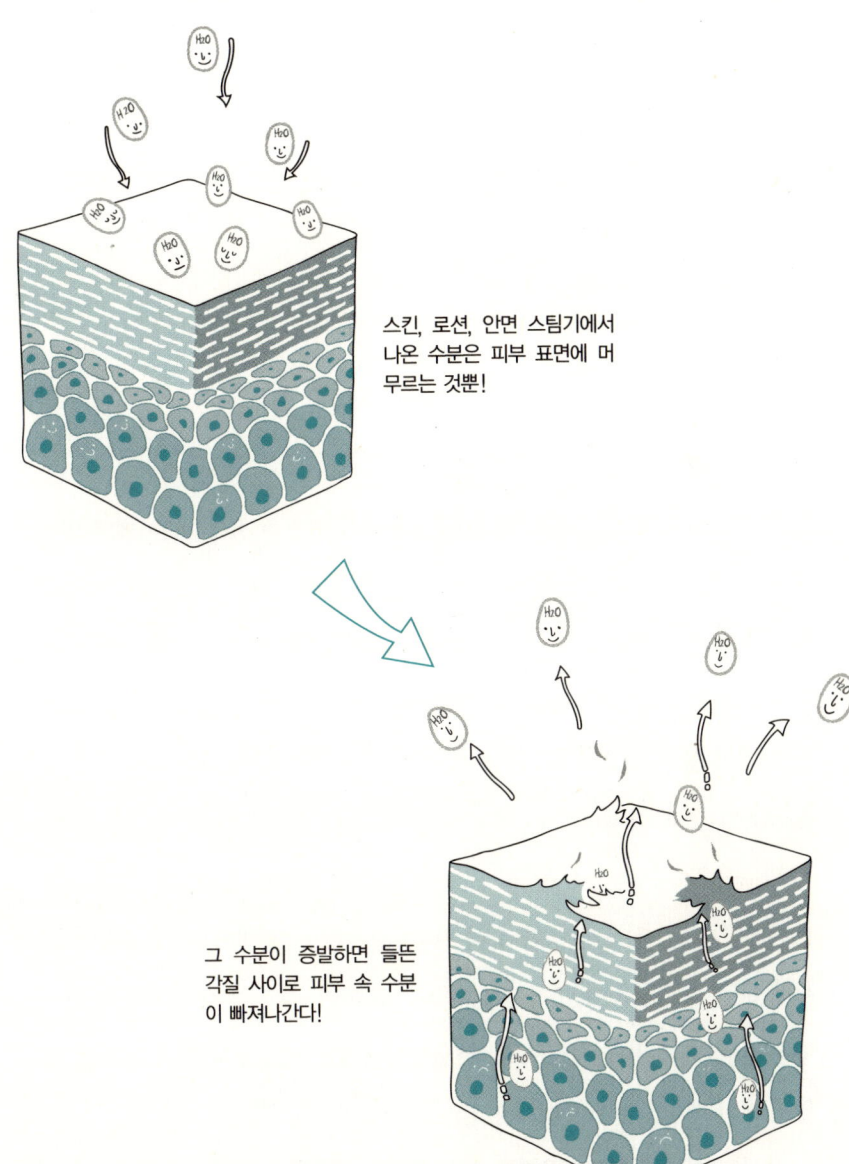

스킨, 로션, 안면 스팀기에서 나온 수분은 피부 표면에 머무르는 것뿐!

그 수분이 증발하면 들뜬 각질 사이로 피부 속 수분이 빠져나간다!

다. 그것은 보습이 됐기 때문이 아니라 단지 젖어 있는 것뿐이다. 우리가 촉촉하다고 느끼는 이유는 낡은 각질(때)이 떨어져서 표면이 매끄러워졌기 때문이며, 또한 체온이 올라가 신진대사가 활발해지고 혈액순환이 원활해지면서 땀과 피지가 많이 분비되기 때문이다.

강조하지만, 피부 표면에 무엇을 바른다고 피부 보습이 되는 것은 아니다!

전성분표시제의 함정

※ 2001년 4월부터 화장품 전성분표시제가 의무적으로 시행되었다(한국은 2010년 10월 18일부터 시행-역자주). 그전까지는 알레르기를 일으킬 가능성이 있는 성분인 표시지정성분(일본은 향료를 포함해 103종, 한국의 표시지정성분은 98종-역자주)만 용기에 기재하면 됐는데, 모든 성분을 함량이 높은 순으로 표기하도록 법으로 지정한 것이다(1% 이하의 성분은 순서 없이 나열해도 된다).

의무적으로 모든 성분을 표기했다고 안심해서는 안 된다. 전성분표시를 보면 알겠지만, 전문가가 아니고는 라벨에 적힌 성분만으로 그 제품이 피부에 어떤 영향을 끼치는지 알기 어렵다. 오히려 '여기에 모든 성분을 표기했습니다. 미리 알고 사셨으니 책임은 당신에게 있습니다'라며 화장품 구입에 대한 책임을 소비자에게 떠넘기는 역할만 하고 있다.

사실 전성분표시제는 규제를 대폭 완화한 것이나 마찬가지다. 국가가 안

전성을 보증하는 게 아니라 화장품 회사에 안전 관리를 맡김으로써 금지 성분, 제한 성분만 지키면 어떤 원료를 넣어도 상관없다는 의미이기 때문이다. 그 탓에 피부에 해를 끼치는 표시지정성분을 다른 성분과 구별할 수 없게 돼버렸다.

게다가 피부 자극이 심각한 자외선 흡수제까지 '총량의 10%를 넘기지 말아야 한다'는 규제가 풀리면서 마음껏 넣을 수 있게 됐다. SPF 지수가 높은 상품이 잇달아 출시되는 것도 이 때문이다.

화장품의 전성분 표시 라벨의 예(피부에 자극을 주는 성분에는 💣 표시를 했다)

▶▶ **보습크림의 성분 표시 예**

정제수, C12-20알킬글루코사이드, 폴리에틸렌글리콜-8 에스테르, 카프릴릭/카프릭트리글리세라이드, 부틸렌글라이콜, 디메치콘, 세틸리시놀리에이트, 세타놀, 글리세린, 💣PEG-100스테아레이트, 카프릴릴글라이콜, 포타슘세틸포스페이트, 아세틸글루코사민, 펜틸렌글라이콜, 카보머, 소듐아크릴레이트/소듐아크릴로일디메칠타우레이트코폴리머, 유청단백질, 토코페롤아세테이트, 하이드로제네이티드폴리데센, 갈조 추출물, 카페인, 테르무스 테르모필루스 발효물, 리놀레산, 💣트로메타민, 트레할로스, 아연 PCA, 헥실렌글라이콜, 부틸히드록시톨루엔, 잔탄검, 솔비톨, 데트산이나트륨, 💣라우레스-8포스테이트, 아미노프로필아스코빌포스페이트, 프로필렌글라이콜디카프릴레이트, 히아루론산 나트륨, 라미나리아디지타타 추출물, 올레인산, 라놀린, 리놀렌산, 아보카도 오일, 멜론 추출물, (수산화나트륨), 데카복시카르노신에이치씨엘, 공작석, 말토덱스트린, 미모사껍질 추출물, 구연산, 플랑크톤 추출물, 포타슘설파이드, 레시틴, 아르테미아 추출물, 에르고티오네인, 하이드로제네이티드 스타치 하이드롤리세이트, 황색4호, 적색 504호, 사카로미세스 발효용해물, 아세틸헥사펩타이드-8, 💣페녹시에탄올, 소르빈산칼륨, 향료〈JILN005368〉

▶▶ 자외선차단제의 전성분 표시의 예

737570 4 - 성분: 정제수, 에칠헥실메톡시신나메이트, 글리세린, 사이클로펜타실록산, 테레프탈릴리덴디캠퍼설포닉애씨드, 펜틸렌글라이콜, 티타늄디옥사이드, ●드로메트리졸트리실록산, 변성알코올, ●트리에탄올아민, 스테아릭애씨드, 포타슘세틸포스페이트, 나일론-12, 알엔에이, 펜틸렌글라이콜, 옥수수수염 추출물, 토코페롤, 소듐코코일사코시네이트, 하이드록시시트로넬알 하이드록시이소헥실3-사이클로헥센카복스알데하이드, ●페녹시에탄올, 아데노신, 페닐알라닌, ●PEG-100스테아레이트, 알지닌, 오이제놀, ●에칠파라벤, ●폴리소르베이트80, 메치콘, 리모넨, 잔탄검, 멘톨, 리나롤, 안식향산벤질, 벤질알코올, 펜틸알코올, 박하잎 추출물, ●트로메타민, 이소헥사데칸, 카프릴릴글라이콜, 알파-이소메칠이오논, 카보머, 아크릴아마이드/소듐아크릴레이트코폴리머, 피리독신하이드로클로라이드, 티로신, 게라니올, ●디소듐이디티에이, 디소듐아데노신트리포스페이트, 히스티딘하이드로클로라이드, 장미꽃 추출물, 세틸알코올, 시트로넬올, 알루미늄하이드록사이드, 헥실신남알, 스테아릴글리시레티네이트, 아밀신남알, 향료, CODE F.I.L:C37808/1

위의 성분들 중 유해 성분들

- ● 드로메트리졸트리실록산 : 화학성. 자외선 차단 물질
- ● 라우레스-8포스페이트 : 화학성. 유화제, 계면활성제
- ● 에칠파라벤 : 화학성. 방부제. 알레르기 반응을 유발할 수 있음
- ● 트로메타민 : 화학성. 완충화제(적은 양의 산이나 알칼리를 추가했을 때 액의 산도를 유지)
- ● 트리에탄올아민 : 화학성. 완충화제
- ● 페녹시에탄올 : 화학성. 용해제, 방부제
- ● 폴리소르베이트80 : 복합성. 유화제. 폴리소르베이트20과 폴리소르베이트60 역시 피해야 할 유화제 성분이다.
- ● PEG-100스테아레이트 : 화학성. PEG 성분 자체가 위험한 화학 공정을 거친 독성의 원료 물질이다. 유화제, 진줏빛 광택을 내는 데 사용
- ● 디소듐EDTA : 화학성. 금속이온 봉쇄제(화장품 원료와 친화력이 없는 성분을 제거)

'무첨가' 화장품은 교묘한 꼼수

전성분표시제가 의무적으로 시행된 뒤로 정체불명의 제품이 탄생했다. '무첨가 화장품'이라는 물건이다. 이름만 들으면 왠지 피부에 좋을 것 같지만 실은 표시지정성분, 즉 표시를 의무화한 성분을 포함하지 않았다는 의미에 지나지 않는다.

표시지정성분의 의미가 사라진 오늘날, '무첨가'라는 표현은 모순적이다. 표시지정성분은 들어 있지 않지만 그 외에 바람직하지 않은 성분이 들어 있을 가능성이 높기 때문이다. 한마디로 '무첨가'라는 표현은 소비자에게 안전하다고 인식시키기 위한 꼼수일 뿐이다.

위험한 '천연' 화장품

'식물성', '자연에서 온', '천연 유래'라는 단어를 보면 피부에 좋을 거라는 기대를 하게 된다. 하지만 여기서 잠깐, 돌다리도 두들겨보고 건너자.

천연 화장품의 성분을 보면 식물 추출물을 주로 사용한다. 그런데 만지면 피부가 빨갛게 부어오르는 식물들이 있다. 정원을 손질하다가 풀독이 올랐다는 이야기도 자주 듣는다. 옻나무, 은행나무, 앵초 등이 피부질환을 일으키는 식물로 잘 알려져 있지만 무화과나무도 알레르기의 원인이 될 수 있다. 알레르기 반응이 생겼다는 환자의 말에 식물부터 의심하는 피부과 의사도 많다. 식물 추출물도 알레르기 위험성이 있다는 얘기다.

설령 식물 자체에는 문제가 없다 하더라도 성분을 추출하기 위해 사용되는 화학물질이 말썽이다. 식물에서 유효 성분을 추출하는 용매제로 알레르겐인 PG(펜틸렌글라이콜, Pentylene Glycol)나 BG(부틸렌글라이콜, Butylene Glycol) 등이 사용된다. PG는 '접촉성 피부염이나 용혈작용', BG는 '활성산소가 발생해 기미나 주름의 원인이 될 가능성' 등 위험한 부작용이 따른다. 또한 식물성 추출물은 쉽게 변질되므로 화장품을 만들 때 방부제, 안정제, 산화방지제와 같은 화학물질을 다량 첨가해야 한다. 한마디로 화장품에 배합된 '식물 성분'은 화학 용액에 불과하다.

'먹을 수 있는 재료를 사용했으니 피부에 안심하고 발라도 된다'는 선전을 자주 보는데 이 역시 속임수다. 레몬이나 오이의 예를 보면 알 수 있다. 레몬이나 오이는 비타민C가 풍부하다고는 하나 얼굴에 팩을 하고 난 뒤 직사광선에 노출되면 잡티와 기미의 원인이 된다. 레몬과 오이에 들어 있는 '솔라렌'이라는 물질이 자외선을 흡수하는 성질이 있기 때문이다.

코코넛 오일이나 동백 오일과 같이 천연 성분을 원료로 한 계면활성제가 안전하다는 주장도 옳지 않다. 원료가 천연이든 석유든 간에 계면활성제일 뿐이다(계면활성제의 종류는 153~154쪽 참조).

원래 '천연 유래 성분'이라는 주장 자체가 어불성설이다. 약품이나 화장품에 사용하는 원료는 전부 '자연'에서 왔기 때문이다.

무의미한 '약산성' 세안제

'피부는 약산성이라 세안제도 약산성을 쓰는 것이 좋다'라는 말은 그럴듯하게 들린다. 그래서인지 화장품 판매점에는 약산성임을 강조하는 제품들이 넘쳐난다. 하지만 피부는 약알칼리성 세안제(즉 비누)로 씻어도 시간이 지나면 약산성으로 돌아오는 힘이 있다. 그렇다, 우리 피부는 똑똑하다!

온천은 대부분 알칼리수다. 알칼리수는 묵은 각질을 떼어내는 기능이 있어서 알칼리 그 자체가 피부에 나쁜 것이 아니다.

안전하지 않은 '유아용' 화장품

유아용이라 주장하는 화장품에 대해서는 98~100쪽을 참조하기 바란다.

위 세 가지 화장품의 공통점은 피부에 매우 좋을 듯한 이름을 붙였다는 점이다. 바꾸어 말하면, 화장품 회사는 소비자의 이런 심리를 교묘하게 이용해 장사를 하고 있는 셈이다.

의약부외품, 미백 화장품의 양면성

전성분표시제가 의무적으로 실행된 다음부터 갑자기 늘어난 것이 또 있다. '의약부외품'이라는 화장품이다. 의약부외품은 전성분표시제가 시행되기 전처럼 표시지정성분만 적으면 된다. 바꾸어 말하면, 자극성이 강한 성분이 아무리 많이 들어 있어도 소비자는 알 수 없다는 것이다.

의약부외품 화장품 중에서 높은 비율을 차지하는 것이 미백 화장품이다. 의약부외품은 특정 약효가 없으면 의약부외품으로 인정받을 수 없는데 알부틴, 트렌자믹산과 같은 미백 성분과 보습 성분이 들어 있으면 의약부외품으로 판매할 수 있다.

더욱이 미백 화장품은 미백 성분을 피부에 침투시켜야 하기 때문에 피부 침투성이 매우 높다. 다시 말해 상당수의 제품이 강력한 계면활성제를 사용하고 있어 다른 기초화장품보다 피부 노화를 촉진할 가능성이 높다.

계면활성제 덕에 미백 성분은 피부 속으로 침투하겠지만, 중요한 피부 장벽이 파괴되면 미백은 고사하고 피부를 손상시키는 꼴이 된다. 그 탓에 피부는 무방비 상태가 되고 피부 본래의 수분까지 빠져나가서 피부가 건조해진다.

'하얀 피부는 7가지 결점을 가린다' 라는 옛 일본 속담처럼 여성들은 하얀 피부를 갈망해왔다. 그래서 해가 갈수록 미백 화장품의 판매량이 증가하고 있다. 중세 가마쿠라 시대에는 하얀 피부가 아름답다는 관념이 지배적이었다. 이 배경에는 노동을 하지 않고 하얀 피부를 유지하는 계급, 즉 특권계층에 대한 동경이 크게 자리 잡고 있었다.

하얀 피부를 중요시하는 풍조는 서양도 마찬가지다. 눈 내리는 밤, 왕비가 창가에 앉아 바느질을 하다가 바늘에 손가락을 찔렸는데 왕비는 눈 위에 떨어진 피를 보며 소원한다.

'눈처럼 얼굴이 희고, 피처럼 입술이 붉고, 창틀처럼 머리색이 검은 아기를 갖고 싶어.'

그러자 왕비가 바라는 대로 아름다운 아이가 태어났다. 이 이야기는 《백설공주》에 나오는 한 장면으로, 유럽에서도 하얀 피부가 미의 조건이었음을 시사한다(그런데 원본에서는 백설공주를 괴롭히는 사람이 의붓어머니가 아니라 친어머니라는 것을 아는가? 그렇게 생각하면 아름다운 동화가 오싹하게 느껴진다).

이탈리아에서 프랑스 왕가로 시집온 카트린느 드 메디치도 남편이 피부가 하얀 여성에게 빠진 것에 콤플렉스를 느껴 온갖 미백 약을 실험했다고 전해진다. 본디 메디치 가문은 약재상이었다. 그 덕에 약초에 관한 지식이 깊었고, 약품을 손쉽게 구할 수 있었을 것이다.

남은 화장품들을 어떻게 하지?

✱   갑자기 날씨가 추워지면서 평년 기온을 밑도는 날이 계속되었다. 이럴 때 피부 상태가 나빠진다던데, 사실이었다.

그건 그렇고, 기초화장품은 전부 버린 줄 알았는데 어느 날 서랍장에서 면세점에서 산 물건들을 발견했다. 쇼핑백에서 꺼내지도 않은 것, 파우치에 곱게 들어 있는 것, 포장도 뜯지 않은 것 등 참 가지가지다. 서랍이 깊어서 안쪽까지 제대로 보지 못한 것이다.

타고난 천성이 게으른 탓에 소모품을 살 때 재고가 있는지 미리 확인하지 않는다. 오랜 시간에 걸쳐 머리에 박힌 '시간이 없다'는 강박관념도 한몫 거들었고, 무엇보다 뭐든지 좀 많다 싶게 사는 버릇이 있다. 재작년에 주방을 정리했는데 랩이 주방서랍에서 34개나 나오는 것을 보고 내가 저지른 소행이지만 두 손 두 발 다 들었다.

이렇게 많은 화장품들을 어쩌지? 화장품 값은 생각하지 말자. 그 편이 정신건강에 좋을 듯하다. 깨끗한 새 제품이라고 다른 사람에게 줄 수도 없다. 단순히 필요 없는 물건이라면 모를까, 사용해선 안 된다고 여기는 것을 남에게 줄 수는 없지 않은가.

결국 전부 버리기로 했다. 내용물을 비우지 않으면 쓰레기로 내놓을 수 없기 때문에 처리하기가 번거로웠다. 특히 로션이 애먹였다. 하나의 내용물을 비우는 데도 시간이 오래 걸리는데, 그 수가 엄청났기 때문이다.

앞으로 기초화장품을 바를 일은 없겠지만, 리퀴드 파운데이션을 바를 때 메이크업베이스용으로 쓸 생각에 쓰다 남은 에센스 하나만 남겨뒀다. 특별한 날에 요긴하게 쓰일 테니까.

계면활성제의 종류

음이온성 계면활성제 : 물에서 해리될 때 음이온이 되는 계면활성제. 가장 일반적으로 사용된다.

- 황산염 : 알킬 황산염(알킬에스테르 황산염), 알킬-에테르 황산염(알킬에톡시에테르 황산염), 알카놀아마이드 황산염, 글리세라이드 황산염
- 술폰산염 : 도데실 벤젠 술폰산염, 단꼬리 알킬-벤젠 술폰산염, 알파-올레핀 술폰산염, 술포-카르복실 화합물, 알킬아미노산(사르코사이드) : 살균제와 부패 방지제로 사용

양이온성 계면활성제 : 물에서 해리될 때 양이온이 되는 계면활성제. 정전기방지제, 린스, 섬유유연제 등에 이용된다.

- 리니어 알킬-아민 및 리니어 알킬-암모늄 : 패티아민, 4기 알킬 암모늄
- 기타 양이온 계면활성제 : n-도데실 피리디늄 클로라이드, 이미다졸, 몰포린 화합물
- 두 번째 친수기를 가진 질소계 계면활성제

비이온성 계면활성제 : 물에 해리되지 않는 계면활성제로, 다른 유형의 계면활성제와 더불어 사용된다. 전 세계 계면활성제 시장의 약 40%를 차지

- 에톡시레이티드 알코올 및 알킬페놀 : 에톡시레이티드 리니어 알코올, 에톡시레이티드 알킬페놀, 에톡시레이티드 티올
- 지방산 에스테르 : 폴리에톡시 에스테르, 글리세롤 에스테르, 헥시톨 에스테르, 사이클릭언하이드로 헥시톨 에스테르
- 질소계 계면활성제 : 에톡시레이티드 아민, 아미다졸-, 사이클릭 알킬아민, 에톡시레이티드 알킬 아마이드, 3차 산화아민

양성이온성 계면활성제 : 분자 내에 음이온 가능 부위와 양이온 가능 부위를 모두 가지고 있어 용액의 pH에 따라 양이온 혹은 음이온이 되는 계면활성제. 주로 화장품 및 제약에 사용된다.

- 아미노 프로피온산 : 도데실 아미노 프로피온산

- 이미도 프로피온산
- 4기 화합물 : 술포베타인

천연 계면활성제

- 코코베타인 : 우수한 컨디셔너, 점성제, 거품촉진제. 피부클렌저, 샴푸, 목욕제로 사용
- 레시틴 : 비누, 샴푸, 로션, 크림 등을 만들 때 첨가하는 유화제로 사용
- 솔빌라이저 : 피마자 오일에서 추출. 물과 에센셜 오일을 섞을 때 유화제로 사용
- 쟁탄검 : 사탕수수에서 추출. 젤 타입의 화장품과 크림의 질감을 퍼짐성이 좋게 만드는 데 사용
- 이멀시화잉왁스 : 코코넛 오일에서 추출한 유화제. 천연화장품의 크림과 로션에 사용
- 밀납(비즈왁스) : 천연 유화제로 천연 화장품의 크림, 로션, 립밤, 연고, 비누의 보조재료로 이용
- 붕사 : 유화 보조제이며 주로 밀랍과 함께 물비누 또는 로션 만들기 등에 다용도로 사용
- 몬타노브 왁스 : 팜과 코코넛에서 추출한 유화제로 크림, 로션, 에센스를 만들 때 사용
- 올리브유화왁스(PEG O/W) : 퍼짐성과 침투성이 좋으며 실키하고 가벼운 느낌과 보습성이 좋은 유화제
- 올리브리퀴드 : 천연 성분의 가용화제로 피부 보습과 유연 효과가 뛰어나다. 워셔블 클린징오일, 스킨, 로션, 크림, 에센스, 향수 등을 만들 때 사용
- LES : 마일드하고 풍성한 기포력을 가지고 있으며 저자극 샴푸와 스킨케어, 바디클렌저 제품 등에 이용
- CDA : 야자유의 지방산으로 만든 점도를 높이는 세정제로, 거품이 오래 지속되도록 하는 거품안정제 및 점도 형성 재료임
- 폼CDB : 폼클렌징을 만들 때 사용
- 유카추출물 : 암갈색의 액체의 특이한 향이 있고, 물과 섞으면 기포가 발생한다. 샴푸나 여성청결제 등의 세정제를 만드는 데 사용
- 알킬폴리글루코사이드(APG) : 거품이 잘 나고 세정력이 양호해 친환경 주방세제, 바디워시 등에 사용

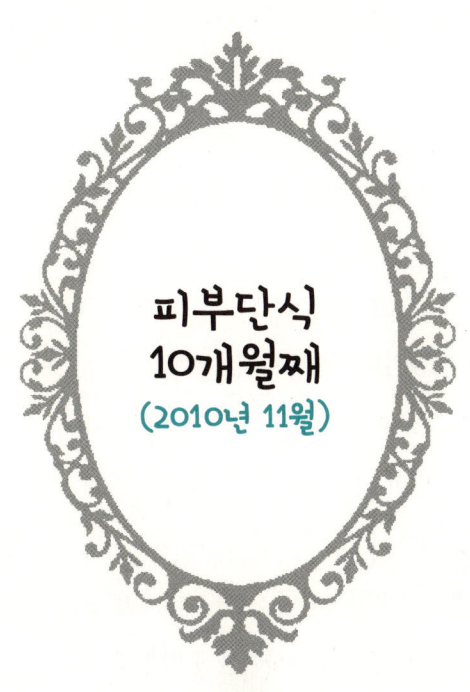

피부단식 10개월째
(2010년 11월)

일교차가 심해지면서 피부가 매우 건조해졌다. 특히 양 입가가 심하다. 파우더를 칠하면 빛의 방향에 따라 건조한 부위가 도드라진다. 손도 확실히 변했다. 손바닥이 꺼칠꺼칠하다. 핸드크림 없이 견디려고 하지만 손을 비빌 때마다 서걱서걱 소리가 난다. 남에게 그런 손을 보이고 싶지 않아서 약속이 있을 때만 핸드크림을 바르고 있다(바셀린을 바르면 된다는 걸 그때는 미처 몰랐다). 지난 6월의 미용검진 결과와 이론에 대한 이해가 없었다면 기초화장품을 당장 발랐을지 모른다.

나이를 먹어도 수분량이 그대로라는 말을 들으면 대부분의 여성들은 '그럴 리 없다'고 할 것이다. 예전의 나처럼 말이다. 아사히신문 칼럼(2010년 7월

16일자)에도 '전문가의 말에 따르면 아기의 피부 세포는 80%가 수분인데 고령 여성의 경우 약 50%까지 줄어든다'라고 실려 있었다.

영향력이 큰 신문에 이런 글이 실리면 '화장품으로 보습해야 한다'고 맹신하는 사람들이 점점 늘어날 게 뻔해서 한동안은 우울했다. 그렇다고 칼럼에 적힌 내용이 전부 거짓이라고 부정할 생각은 없다.

그런데 '아기'와 비교하는 대상이 '나이 많은 여성'이다!

아기 피부와 나이 많은 여성의 피부는 비교될 수 없다. 그렇다. 여성은 대부분 기초화장품을 바르며, 고령일수록 화장품을 바른 세월이 그만큼 길다. 따라서 그들의 피부를 측정하면 수분량이 적은 사람이 많은 것은 당연하고, 고령자는 피부가 심하게 손상되어 있다.

그런 생각을 하고 있던 차에 TV 생활정보 프로그램인 〈다메시테 갓텐(실험해서 이해하자)〉에서 나이와 피부 수분량은 상관없다는 사실을 증명했다.

피부관리에 열심인 사람이 가장 피부가 안 좋다니!

✳ 오늘 방송한 〈다메시테 갓텐〉의 주제는 '푸석푸석한 피부를 탱글탱글하게! 민낯 업그레이드 비결'이었다.

우와, 멋지다. 나는 원래 이 프로그램의 팬이다. 사회자도 마음에 든다. 오노 아나운서도 좋아하고 다테카와 시노스케(일본의 전통 만담가이자 배우)의 만담 공연도 찾아다닌다. 올해도 벌써 두 번이나 관람했다. 표를 구하지 못할 때가 잦은데, 그때마다 다테카와 씨의 인기가 얼마나 대단한지 실감한다.

지금부터 그 프로그램에서 본 몇 가지 상황을 자세하게 재현해보겠다.

프로그램에 따르면 여성의 80%가 겨울이 되면 수분이 부족하다고 느끼고 보습화장품을 바른다고 한다. 프로그램 서두에 다테카와 씨가 말했다.

"피부를 건조하게 만드는 원인은 자신에게 있습니다. … 오랜 시간 정성을 쏟고 돈을 들일수록 그 정도가 심합니다."

지당하신 말씀!

사회자의 말이 끝나고 A씨, B씨, C씨 이렇게 세 명의 여성이 등장했다. A씨는 89세로 아무것도 바르지 않는다고 했다. B씨는 40세의 화장품 마니아로 최대 관심사가 피부관리이며 피부관리 비용으로 월 5만 엔가량 지출한다고 한다. C씨는 23세의 평범한 여성이었다.

각각의 피부를 조사한 결과 평소 화장품을 바르지 않는 A씨의 수분량이 가장 높았다. 가장 수분량이 낮은 사람은 화장품 마니아인 B씨였으며, 수분 증발량 역시 B씨가 가장 높은 수치를 기록했다. 수분 증발량은 피부에서 저절로 빠져나가는 수분을 말하며, 피부 장벽이 튼튼할수록 그 양이 적다. 피부 장벽이 피부를 지키기 때문이다.

비교 결과를 놓고 봤을 때 A씨의 피부는 장벽이 튼튼하다고 볼 수 있다. 피부관리에 가장 열심인 B씨는 89세인 A씨보다 3배나 많은 수분이 피부에서 빠져나가고 있었다.

결과가 나오기 전에 B씨는 이렇게 말했다.

"주위에서 피부가 좋다고들 해요. 만져보면 탄력도 있고요. 수분이 많을

피부 수분량	(단위 : g/hm²)
A씨(89세)	90.3
B씨(40세)	60.4
C씨(23세)	67.7

수분 증발량	(단위 : g/hm²)
A씨(89세)	12.4
B씨(40세)	37.8
C씨(23세)	19.2

것 같은데요."

예상 밖의 결과에 B씨는 크게 충격을 받았다. '왜죠? 피부에 좋다고 해서 발랐는데…' 이렇게 따지고 싶은 표정이었다.

그 기분, 잘 안다. 나도 그랬으니까. 지금은 피부 표면에 로션이나 에센스가 남아서 좋아 보일 뿐이라는 걸 알지만, 전에는 나 역시 화장품을 바른 피부가 예쁘다고 생각했다. 하물며 사람들의 칭찬까지 듣는데 의심 따위는 품지 않았을 게 당연하다.

그 뒤로 흥미로운 해설이 이어졌다. '피부의 신진대사(턴오버)'에 관한 내용이었는데 피부단식을 시작한 뒤로 나름대로 공부를 해왔음에도 불구하고 처음 듣는 이야기라서 어안이 벙벙했다. 그동안 일이 바쁘다는 핑계로 기본에 소홀했음을 깨달았다.

A씨, B씨, C씨의 각질세포를 스카치테이프로 떼어내 조사해보니 A씨의 각질세포에는 핵이 없고, B씨와 C씨의 각질세포에는 있었다. 핵이 있는 쪽이 좋을 것 같지만, 표피세포가 죽어서 각질세포로 바뀔 때 핵이 사라지기 때문에 건강한 피부에는 각질세포의 핵이 있어서는 안 된다. 피부 장벽이 무너져서 수분이 증발하면 피부는 위험을 느끼고 신진대사 속도를 높이는

데, 그 결과 '확실히 죽지 않은(핵이 남아 있는) 미숙한 세포'가 늘어나서 피부가 두꺼워지고 피부색도 칙칙해진다.

아기 피부는 윤기 있고 탱탱한 피부의 대명사다. 14개월 된 아기의 피부를 조사해보니 A씨와 마찬가지로 핵이 없었다. 19세부터 37세 여성 16명의 피부를 검사한 결과 모두 핵이 있는 세포가 발견됐다고 한다. 당연히 피부가 건조할 수밖에 없다.

프로그램에서는 16명의 여성들을 대상으로 또 다른 실험도 했다. 이 여성들을 두 그룹으로 나누어 3주 동안 한 그룹에는 하루에 두 번 민감성 피부용 보습제(백색 바셀린이었다)를 바르게 하고 화장품은 바르지 않았다. 다른 그룹에는 아무것도 바르지 않는 실험을 했는데 보습제를 바른 쪽은 피부 수분량이 전보다 3배나 늘어났고 세포핵도 없었다. 프로그램에서는 '피부가 정상 상태로 돌아왔다는 뜻'이라고 말했다.

피부 보습의 열쇠는 세포간지질과 천연보습인자다. 이 물질들이 정상적으로 분비되고 신진대사가 원활하게 이루어지면(다시 말해 건조하지 않으면) 아무것도 바르지 않아도 된다. 하지만 반대의 경우에는 응급처치로 유분을 덮어 피부를 보호해야 한다. 가장 안전한 보습제는 방송에서 '민감성 피부용 보습제'라고 표현한 백색 바셀린이다. 그것으로 충분하다.

덧붙여, 피부를 문지르는 행동이 피부에 좋지 않다는 점도 언급했다. 매우 중요한 사실이다. 피부를 세게 문지르면 천연보습인자나 세포간지질이 떨어져나갈 뿐만 아니라 염증을 일으킨다. 피부 건조의 원인이 되고, 자극 때문에 멜라닌이 증가해 피부색이 칙칙해지고 기미가 생긴다.

프로그램에서 추천한 피부관리법은 다음과 같다.

- 피부를 문지르지 않는다.
- 하루에 두 번 보습제(백색 바셀린)를 바른다.
- 피부에 가끔 휴식을 준다.

　방송에서 추천하는 피부관리법을 보고 '역시 보습크림은 발라야 해'라고 생각했다면 논지를 다시 되짚어보라. '필요 없다'라는 결론에 다다를 것이다. 첫 번째 사항 '피부를 문지르지 않는다'는 더 말할 것도 없고, 두 번째 사항인 '하루에 두 번 보습제를 바른다'에 관해서는 오노 아나운서가 "단, 건조하지 않은 분은 바르지 않아도 됩니다"라고 똑부러지게 덧붙였다. 또한 16명의 여성을 대상으로 한 실험에 관해서도 "피부 수분량이 일정 수준에 이르면 피부 스스로 보습 성분을 분비한다"라고 설명했다. 종합하면, '피부 스스로 보습 성분을 분비하니 아무것도 바르지 않아도 된다'가 된다.
　보습제는 어디까지나 피부가 건조할 때 사용하는 비상약이다. 아무것도 바르지 않는다는 원칙을 내건 기타사토 연구소병원도 심하게 건조할 때만 백색 바셀린을 바르라고 추천한다.
　세 번째 사항인 '피부에 가끔 휴식을 준다'는 기초화장품을 바르지 않는 게 좋다는 사실을 에둘러 표현한 것이 아닌가 싶다.
　방송을 처음부터 끝까지 보면 기초화장품은 불필요하다는 사실을 알 수 있다. 단지 꼬집어 말하지 않았을 뿐이다. 한 출연자도 "방송이 없는 날에는 기초화장품을 안 바르는데 분장사가 종종 피부가 좋다고 해요"라고 말했다. 피부 상태를 직접 보지 않아서 잘 모르겠지만 화면상으로는 정말 피부가 좋아 보였다.

이 방송을 녹화해서 몇 번이고 다시 봤다. 그리고 깨달은 게 있다. 어느 정도 지식이 있으면 프로그램을 보는 관점이 달라진다는 점이다. 이것은 다른 프로그램을 시청할 때도 마찬가지다.

기초화장품의 유해성은 정부도 지적한다. 도쿄 생활문화국 소비생활부가 발행한 〈1998년도 위탁조사보고서-화장품 안전성에 관한 조사〉에 따르면 '합성계면활성제는 독성이 강한 물질이다. 진한 농도의 합성계면활성제를 매일 피부에 바르면 만성 자극성 피부염의 원인이 될 수 있다. 하루에 두 번 기초화장을 하거나(일반적인 피부관리를 의미) 다량의 화장품을 매일 바르는 것은 부작용을 낳을 가능성이 크다'라고 기록하고 있다.

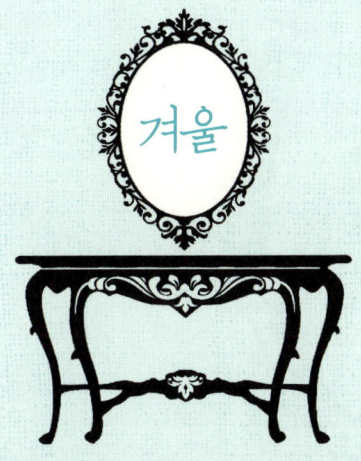

겨울

혹독한 추위와
건조한 실내공기,
내 피부의 반응이
궁금하다!

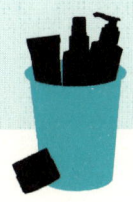

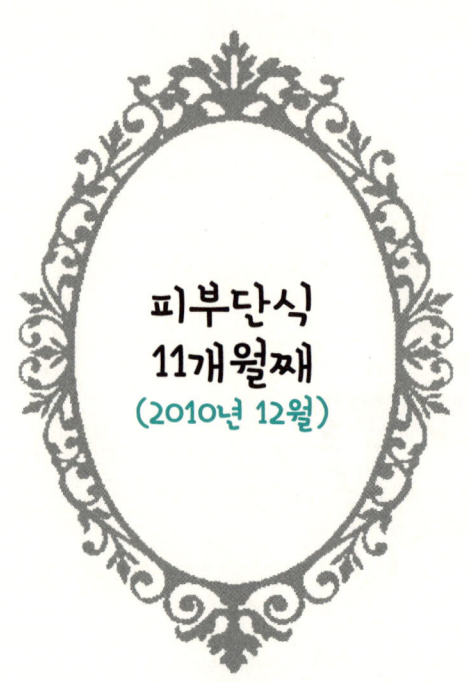

피부단식 11개월째
(2010년 12월)

드디어 혹독한 추위가 시작되었다. 작년에는 얼굴에 너덜너덜 허물이 일어나고 따끔거리면서 땅겼었다. 올해도 그럴까? 그런 증상만 없으면 피부가 회복되고 있다는 것을 실감할 것 같다.

그런데 요즘에는 피부가 건조한지 아닌지는 모르겠지만 자각증상이 전혀 없어서 바셀린도 바르지 않고 매일 물 세안만 하고 있다.

13일은 석 달 만에 미용검진을 받는 날이다. 이번에는 어떤 결과가 나올지 궁금하다.

다섯 번째 미용검진,
흔들리는 마음을 잡아줘~

✱   12월 13일, 이번에도 똑같은 방법으로 피부를 진단했다.

우선 담당의가 현미경으로 피부 상태를 확인했다. 맙소사! 되살아났던 피부 결이 또 사라졌다. 피부단식을 시작할 무렵의 피부를 보는 것 같다. 좋아졌을 거라 확신했는데…. 날씨가 추워지면서 피부가 건조해진 것일까? 피부 상태는 계절과 환경에 따라 끊임없이 변하기 마련이라 이런 결과가 당연하다 싶으면서도 충격이 가시질 않는다.

11개월째 피부단식을 실천하고 있다고 하자 담당의가 말했다.

"피부가 심하게 건조할 때는 방치하면 안 됩니다. 그렇다고 해서 화장품을 바르라는 말은 아니예요. 추천할 만한 보습제는 백색 바셀린뿐입니다. 사용감은 떨어지지만 안전합니다. 소량(면봉의 절반 이하)의 백색 바셀린을 손바닥으로 비벼 펴서 특별히 건조한 부분에만 살짝 눌러가며 발라주면 좋습니다."

의사에게 NHK의 〈다메시테 갓텐〉에서 들은 이야기를 했다. 그러면서 그 프로그램에서는 건조할 때 보습제를 바르도록 추천했는데 그 보습제에 해당하는 것이 바셀린인지를 묻자 그렇다고 한다.

내친김에 처음 병원에 왔을 때 품었던 의문을 한 번 더 집요하게 물어보았다. 바로 '살던 대로 살까?'다.

"젊었을 적부터 피부 좋다는 소리를 자주 들었어요(아뿔싸, 또 꺼내고 말았다). 그런데 요즘은 피부에 윤기가 흐르지 않아요. 병원에 와서 검진하지 않았다면 아마 피부단식을 벌써 그만뒀을 거예요. 기초화장품을 끊었다가 오히려 피부가 푸석푸석해졌다며 다시 화장품을 찾는 사람들을 본 적이 있는데, 그 심정이 충분히 이해가 가요. 저도 지금까지는 피부 결이 눈에 띄게 되살아나서 피부가 좋아졌다고 확신했는데 이렇게 또 결이 사라지니 마음이 흔들리네요. 다행히 피부단식 이론을 이해하고 있어 좀 더 해보자고 스스로를 독려하고 있지만요."

"피부 결이 중요하지만, 피부의 좋고 나쁨을 판단하는 결정적인 요소는 아닙니다. 그러니 이번에 결이 사라졌다고 해서 비관적으로 생각하지 마세요."

"제가 알기로 환절기에는 기온차가 심해서 피부의 장벽 기능이 저하된다고 해요. 그리고 추운 겨울에는 모세혈관이 좁아져 피부에 영양을 충분히 공급하지 못해 장벽 기능이 저하되고요. 그 결과 피부가 쉽게 건조해지죠. 하지만 피부 건조와 건조한 공기는 직접적인 관계가 없어요. 맞나요?"

"기본적으로는 맞습니다. 하지만 건조한 공기가 피부와 전혀 상관없다고는 보기 어려워요. 일례로 가습기가 틀어진 따뜻한 방 안에 있다가 춥고 건조한 실외로 나가면 몸이 그 변화를 따라가지 못해서 피부가 건조해집니다. 공기의 급격한 습도 변화 때문이죠."

방송에서도 비슷한 이야기를 했고, 나도 이미 알고 있는 이야기다. 의사는 이야기를 이어갔다.

"기초화장품을 바르면 그때는 피부가 좋아 보입니다. 그것은 오로지 화장품의 힘입니다. 그것에 만족하느냐는 본인의 선택 문제지요."

"기초화장을 선택할 경우 피부는 어떻게 되나요?"

마음이 흔들린다는 핑계로 같은 질문을 반복하는 나 자신이 한심하다.

"피부 탄력이 떨어져 피부가 처지거나 주름이 늘어납니다. 기미도 생길 테고요."

역시 그렇구나. 피부단식을 시작한 뒤로 팔자주름이 옅어지고 턱 선이 날렵해진 건 인정한다. 가족들도 그렇다고 말하는 걸 보면 틀림없다. 한마디로 피부 결은 사라졌어도 탄력은 돌아왔다는 의미다. 흔들리던 마음이 다시 자리를 잡아간다.

살균·항균에 예민할수록 면역력은 약해진다

✽ 　　　　병원 입구에 놓인 소독 스프레이 위에 이런 포스터가 붙어 있다.

'독감이 유행하는 계절입니다. 살균력이 강한 소독제로 손을 씻으세요.'

매해 겨울이면 흔히 볼 수 있는 광경이다.

손을 씻는 건 독감을 예방하는 데 매우 중요하다. 그러나 바이러스는 점막에 번식하기 때문에 점막이 없는 손을 살균할 필요는 없다. 손에 붙은 바이러스는 물로만 씻어도 없어진다. 독감 예방 주사를 맞으러 근처 병원에 갔을 때 이미 의사와 이 이야기를 나눴었다.

"따뜻한 물로 씻기만 해도 독감을 예방할 수 있지 않을까요?"

"찬물이어도 상관없습니다. 독감 바이러스가 충분히 씻겨 나갑니다."

의사는 맥이 풀릴 정도로 쉽게 대답했다. 내 생각이 맞았다고 흡족해하며 복도로 나갔는데 손 씻는 곳에 약용 핸드솝이 비치돼 있었다.

'방금 찬물로도 충분하다고 했으면서 왜 놓아둔 거지?'

순간 궁금했지만 이내 깨달았다. 약용 핸드솝은 환자를 위해 준비해둔 것이었다. 병원의 입장이 이해가 갔다. 1년 전의 나였다면 세면대에 비누도 준비해두지 않은 병원은 위생 관리가 철저하지 않다고 느꼈을 것이다. 무지(無知)란 무서운 것이다. 실은 나도 집 화장실에 약용 핸드솝을 놓아둔다. 손님용이다. 병원과 똑같은 마음이다.

이런 생각을 하고 있는데 대기실 텔레비전에서 목소리가 흘러나왔다.

'독감을 예방하려면 손을 자주 씻어야 합니다. 최근 알코올 소독제를 비치한 직장이 늘고 있는데 알코올 소독제는 독감 예방에 효과가 있습니다.'

청결한 것은 기본적으로 좋은 일이지만 지나치면 문제가 된다. 현대인은 살균·항균 제품의 홍수 속에서 살고 있다. 항균 비누, 항균 물티슈를 비롯해 이불, 속옷, 타월, 장난감, 침대 시트에까지 항균 성분이 들어 있다. 그런데 저항력이 약한 영유아나 어린이에게 항균 제품만 사용하면 오히려 면역력이 떨어지지 않을까? 만약 중요한 피부상재균까지 제거한다면?

2012년 7월 11일자 아사히신문에 따르면 아기는 물건을 입에 넣는 행동을 통해 상당수의 균을 접하면서 면역력이 높아진다고 한다. 같은 달 30일자 신문에는 '반려견과 함께 생활하는 가정의 아이가 더 건강하게 자란다'는 제목으로 관련 연구 결과가 실렸다. 동물과 접촉하면서 세균에 노출되어 면역력이 강해진다는 것이다. 더욱 흥미로운 점은 개가 실외와 실내를 자유

롭게 드나드는 가정일수록 아기가 건강하게 자라는데, 그 이유가 개가 바깥에서 더러워져서 들어오기 때문이라고 한다.

주방세제도 항균 제품을 많이 사용하지만 도마를 소독하는 데는 팔팔 끓는 물을 끼얹는 것으로 충분하고, 그릇도 기름기 외에는 물로만 씻어도 된다고 전문가는 말한다.

살균·항균 제품을 쓰는 이유는 병원성 세균은 물론 곰팡이와 바이러스를 퇴치하기 위함이다. 그러나 세균이나 곰팡이는 대부분 물에 쉽게 씻겨나가고 충분히 말리면 확실하게 제거된다. 세탁기, 비누, 세제, 도마, 그릇, 내복까지 항균 기능으로 애써 무장해야 할 이유가 없다는 뜻이다.

바이러스와 손 씻기는 피부와 화장품의 관계와 흡사하다. 바이러스의 주요 감염 경로는 공기 중 감염 또는 접촉성 감염이며, 손을 씻는 것만으로는 완벽하게 예방할 수 없지만 감염 위험을 낮추는 효과는 있다. 다시 말해 손을 세정제로 과도하게 씻는다고 해서 바이러스를 100% 예방할 수 없다. 오히려 손이 거칠어져서 감염 위험이 높아질 뿐이다. 피부와 마찬가지로 손 역시 과도한 세정은 금물이다.

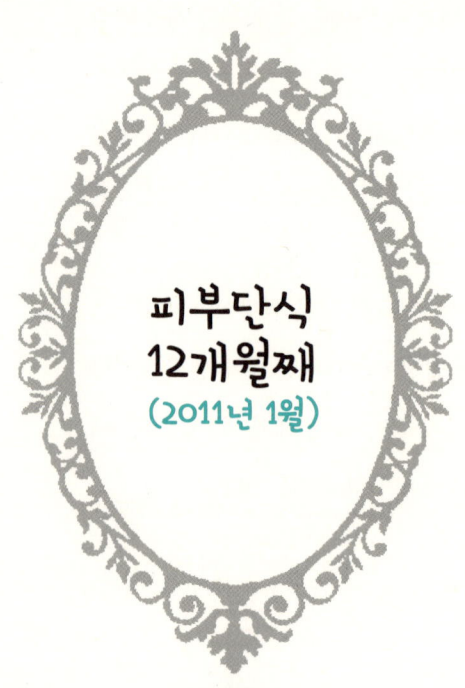

피부단식 12개월째
(2011년 1월)

해가 바뀐 기념으로 오랜만에 차분하게 거울 속 얼굴을 들여다보았다. 옅어진 팔자주름, 올라간 입꼬리, 갸름해진 턱 선은 아직 건재하다. 생각할수록 놀랍다.

'피부가 기초화장품을 바를 때와 비슷하기만 해도 성공'이라며 피부단식을 시작했는데, 그 이상 피부 상태가 좋아졌다는 건 굉장한 일이다. 게다가 그 사이에 나이를 한 살 더 먹었는데도 피부는 노화하지 않았다. 피부단식이 생활의 일부로 자리 잡히자 화장품을 바르지 않는다는 사실도 의식하지 않게 되었다.

앞으로 한 달 반 뒤면 기초화장품을 끊은 지 1년째 된다. 근래에 내 얼굴을 제대로 본 적이 없는 것 같다. 기분이 묘하다. 물론 화장을 할 때는 얼굴을 보지만, 그런 날이 드문 데다 매번 서두르기 때문이다. 그리고 지독한 근시라 거울에 바싹 다가가지 않으면 잘 보이지 않는다. 이제야 비로소 거울을 보게 됐는데 생각보다 잔주름이 많아서 쓴웃음이 나왔다. 오래 살았다는 증거이리라.

얼굴과는 반대로 손바닥은 심하게 건조하다. 손바닥과 발뒤꿈치에는 피지선이 없어서 쉽게 건조해진다고 알고 있지만, 황당하게도 현금자동지급기를 쓸 수 없는 지경에 이르렀다. 손 끝이 너무 건조한 탓에 터치 패널이 반응하지 않는 것이다. 손이 건조해서 그렇다는 걸 알았을 때는 정말 충격을 받았다. 그래서 요즘은 은행에 갈 때 바셀린을 손에 바르지만 쉬이 까칠해진다. 자포자기하는 마음에 핸드크림을 한번 발라봤는데 별반 다르지 않다. 역시 바셀린이 낫다 싶다.

부엌을 정리하는데 싱크대 구석에 놓인 바구니가 눈에 들어온다. 냉장고에 넣어야지 생각만 하고 방치했던 송이버섯이다. 순간 깜짝 놀랐다. 쪼그라들어 딱딱해져 있다. 꼭 송이 화석 같다.

나는 피부의 장벽 기능이 정상이라면 습도를 신경 쓰지 않아도 된다고 생각해 가습기를 사용하지 않는다. 그 결과 우리 집의 습도는 늘 20%를 밑돌았다. 그런데 바싹 마른 송이버섯을 보니 보습에 정성을 다하는 사람들의 기분을 알겠다. 스킨이나 로션이 피부에 촉촉하게 스며드는 것을 느끼면 누구나 보습의 열성 신도가 되는 것이다. 예전의 나처럼 말이다.

하지만 잊지 말기를. 송이버섯의 피부에는 장벽 기능이 없다.

피부 미인이 되고 싶다!

※ 기초화장품이 아니라면 피부 미인이 되는 방법은 무엇일까? 아름다워지는 것이 쉬운 일은 아니지만 정답은 우리 가까이에 있다.

건강의 근원이라 알려진 수면·영양·운동이 바로 피부 미인이 되는 정답이다. 몸에 좋으면 당연히 몸의 일부분인 피부에도 좋다. 그뿐이다.

충분한 수면

'미인은 잠꾸러기'라는 광고 문구에 숨은 의미처럼 수면 부족은 피부에 나쁘다. 성장호르몬은 밤 10시부터 새벽 2시 사이에 왕성하게 분비된다. 이 시간대에 숙면을 취하지 않으면 신진대사가 떨어지고 혈액순환이 나빠지면서 피부에 영양이 공급되지 못해 피부가 거칠어진다.

이 사실을 알고 있지만 일찍 잠들지 못하는 사람도 많을 것이다. 나 역시 그렇다. 그럴 때는 '언제 자든 숙면을 취하면 피부에 좋을 것'이라고 생각하자. 아름다운 피부를 위해 살아가는 건 아니니까.

성장호르몬은 단어의 어감상 청춘의 전유물이라고 생각하기 쉬운데 분비량은 줄어들지언정 평생 분비된다. 또한 잠자는 동안 원활히 분비되지만 깨어 있다고 해서 아예 분비되지 않는 것은 아니니 피부를 위해 생활까지 포기하진 말자!

적당한 운동

적당한 운동은 신진대사를 활발하게 하고, 혈액순환을 원활하게 하며, 체온을 높임으로써 피부에 영양을 공급한다. 숙면에도 도움을 준다.

더 이상 무슨 설명이 필요하겠는가.

균형 잡힌 식사

굳이 말할 필요가 없을 것 같다. 각종 영양소를 골고루 섭취하는 것은 건강의 기본이다. 물론 피부도 예뻐진다.

피부 미인이 되는 최소한의 조건

스트레스도 피부에 나쁘다. 아토피성 피부염 환자들은 스트레스가 생기면 바로 상태가 악화된다고 한다.

그러나 잠을 충분히 자고, 운동을 하고, 영양을 골고루 섭취하고, 스트레스를 없애는 것은 말이 쉽지 행동으로 옮기기는 어렵다. 나는 아침 일찍 일어나는 것도, 운동을 꾸준히 할 자신도 없다. 걸어서 30분 거리에 있는 피트니스 센터에 등록했지만 마지막으로 간 날이 언제인지 기억이 가물가물하다. 식사도 불규칙하며 간식을 입에 달고 산다.

한마디로 피부 미인의 조건 가운데 하나도 지키는 게 없다. 하지만 기초화장품을 끊었을 뿐인데 피부가 되살아났다. 화장품이 얼마나 피부에 자극을 주는지 알 수 있는 대목이다.

 일단 개선하기로 마음먹은 목표는 식습관이다. 먹는 것도 좋아하고 요리하는 것도 싫어하지 않는다. 귀찮더라도 시간을 내서 영양이 고루 균형 잡힌 식사를 해야겠다.

이젠 바셀린을 바르지 않아도 아무렇지 않다

✳ 오늘(24일)은 각질이 일어나지 않았다. 높은 습도 때문인가 싶어 무심코 습도계를 확인하고 말았다. 맙소사, 습도와 피부 건조는 상관이 없다는데, 고정관념에서 벗어나기가 이렇게 어려울 줄이야. 참고로 우리 집 습도계는 18%를 가리키고 있다.

 오늘 피부 상태가 좋은 이유는 오랜만에 잠을 푹 잤기 때문일 것이다. 요즘 들어 늦게 자고 일찍 일어나는 날이 계속됐는데 오늘은 늦은 아침인 9시 30분까지 푹 잤다.

 입 주변이 아주 조금 건조하다. 작년에는 훨씬 심했다.

 피부단식을 시작할 때와 크게 달라진 점이 있다면 화장품을 바르지 않아도 아무렇지 않다는 것이다. 작년에는 로션이나 크림을 바르고 싶은 마음과 싸워야 했는데 지금은 대수롭지 않게 넘긴다. 건조한 피부를 방치해서는 안 된다는 의사의 말이 떠올라 바셀린을 발라야겠다고 생각했지만 그새 잊어버렸다.

미용실에 갔다. 샴푸는 머리카락에 나쁘지만, 어쩌다 한 번(한 달에 한 번쯤) 사용하는 데다 원래 금욕적인 생활은 그다지 좋아하지 않아 오늘은 미용실에서 해주는 서비스를 모두 받았다.

기초화장품만큼이나 피부에 나쁜 것이 헤어 제품이다. 대부분 머리카락 손상에 신경을 쓰지만, 머리카락에 정성을 들이는 만큼 두피도 보살펴야 한다. 두피 손상은 두피와 연결된 얼굴피부에도 영향을 미친다. 샴푸, 린스, 트리트먼트 등은 자극적인 성분이 함유되어 있으니 사용하지 않는 것이 좋다. 미지근한 물로 씻어내는 것만으로 대부분의 오염물질이 제거된다.

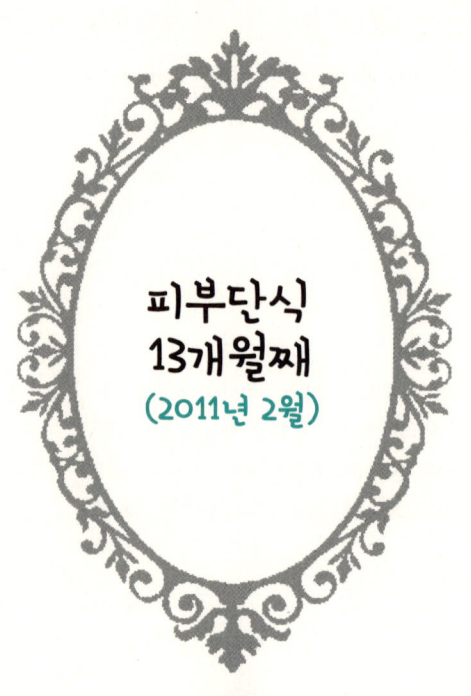

피부단식 13개월째
(2011년 2월)

2월 14일에 여섯 번째 미용검진을 받으러 갈 예정이다. 이번에는 VISIA로 다시 측정해서 작년 6월의 검진 결과와 비교해볼 것이다. 피부 상태가 나빠지지만 않았으면 기초화장은 필요 없다고 결론낼 생각이다. 반세기나 화장품을 발랐으니 쉽게 좋아질 리 만무하지만.

미용검진을 위해 2월 들어서의 피부 변화 및 관리 사항을 기록해보았다.

4일

손바닥이 부드러워져서 바셀린 없이 생활할 수 있게 되었다.

손바닥이 다시 부드러워진 원인은 무엇일까? 기온 때문인가? 오늘 예상 최고기온 13도. 겨울치고는 따뜻하다. 충분한 수면 때문인가? 어젯밤 드물게 12시에 잠자리에 들었다.

볼에도 각질이 일어나지 않는다. 하지만 입가의 허물은 여전하다.

5일

미간에 허물이 벗어진다. 수면 시간이 부족했는데 피부가 건조하거나 땅기지 않는다. 지금까지는 '찬기만 가신 물'로 세안했는데 내일부터는 찬물로 씻어보려고 한다.

목욕을 하고 나서 몸이 가려운 증상은 바셀린을 바르고 상당히 좋아졌다. 더 일찍 바를걸….

6일

찬물로 세안했다. 정신이 번쩍 날 정도로 차갑다. 세안하고 나니 얼굴이 가렵다. 예상치 못한 반응에 일단 상태를 지켜보기로 했다.

시간이 지나자 가려움은 사라졌다. 계속 찬물로 세안하기로 했다.

7일

찬물 세안 이틀째다. 오늘 기온이 3월 중순과 비슷하다고 한다(예상 최고기온 14도). 그 덕인지 건조하지 않다. 찬물로 씻은 덕인지, 기온 덕인지, 8시간이나 잤기 때문인지, 아니면 이 모든 것이 복합적으로 작용해서인지는 모르겠지만 피부 상태가 매우 좋다.

이쯤에서 한 가지 깨달은 것이 있다. 작년에 허물 때문에 병원에 간 날도 3월 중순이었다. 오늘은 무척 따뜻한데 작년 2~3월의 기온은 올해와 비슷하거나 오히려 높았다. 기본적으로 조건이 같은 셈이다. 그런데 오늘은 피부가 아무렇지 않다.

8일

잠을 충분히 자지 못했다. 하지만 볼은 전혀 건조하지 않다.

12일

찬물로 세안하기가 힘들어서 이전처럼 '찬기만 가신 물'로 씻었다. 매사 '무리하지 말자'가 내 생활신조다.

여섯 번째 미용검진이자
VISIA 두 번째 검진, 결과는 '굿'

✱　　　　2월 14일, 미용검진일이다. VISIA 검진을 신청해두었는데 과연 어떤 결과가 나올지 궁금하다.

VISIA 검진에 앞서 현미경으로 피부를 확인했다. 결도 돌아왔고 피부 상태도 좋다고 한다. 작년 6월 검진에서 발견된 흉터는 사라졌다고 하니 안심이다. 의사에게 물었다.

"대부분의 책에서는 나이가 들수록 수분량과 피지량이 줄어든다고 이야기하는데, 어떤 자료를 보니 탄력성 외에는 떨어지지 않는다고 하더군요. 이 점에 대해서 어떻게 생각하세요?"

"화장품을 전혀 바르지 않고 생활한다면 충분히 가능한 이야기입니다. 하지만 실제로는 거의 모든 사람들이 화장품을 바르지요. 화장품을 꾸준히 발랐다면 나이가 들면서 수분량과 피지량이 감소할 가능성이 있습니다."

나는 크게 고개를 끄덕였다.

정말?

VISIA 검진으로는 두 번째인데, 결과가 예상 이상이다. 첫 번째 검진은 작년 6월 16일에 받았는데 피부의 장벽 기능이 회복되었을 때였다. 첫 검진 때 찍은 사진과 오늘 찍은 사진을 모니터에 같이 띄워서 비교했다.

모든 항목에서 수치가 좋아졌다! 6월에 편차치가 69~87 사이였는데 지금은 75~96이다. 피부 결이 대폭 개선되었고, 피부 탄력을 판단하는 기준인 주름과 모공이 줄었다.

기초화장품이 계면활성제 때문에 주름과 피부 처짐을 일으킨다는 것을 생각하면 납득할 만한 결과다. 다시 말해 기초화장품을 전혀 바르지 않았기 때문에 탄력이 돌아왔다. 즉 팽팽해진 것이다. 첫 VISIA 검진 이후 8개월이나 시간이 지났고 그만큼 노화되었다는 점을 고려하면 대단한 결과다.

기미도 약간 줄었다. 자외선차단제를 바르지 않았고, 햇살이 강한 라오스 거리를 열흘 동안 걸어다녔는데도 말이다! 매일 물 세안만 했을 뿐인데 수치가 이만큼이나 올라가다니 믿기지 않는다. 게다가 잡티가 옅어져서 피부색까지 밝아졌다.

솔직히 말하면 지난 1년 동안 불안과 혼란에 휩싸인 순간이 몇 번이나 있었다. 화장품을 줄이라고 주장하는 책에서도 보습에센스나 자외선차단제 정도는 발라야 한다고 했기 때문이다. 하지만 이번 측정 결과를 보고 나니 내가 옳은 길을 걷고 있다는 자신감이 솟구친다.

지난 1년 동안 끊기 있게 피부단식을 실천한 것이 좋은 결과를 낳았다. 피부 본연의 힘이 회복되면 주름과 모공이 개선되고, 더 나아가 노화까지 예방된다. 피부단식이 지속될수록 피부는 더 건강해질 것이다.
아름답게 나이 드는 것은 모든 여성들의 공통된 희망이자 목표다. 하지만 인위적인 방식으로 그 목표를 추구하는 것은 피부에 악행을 저지르는 꼴밖에 안 된다.
'아름답게 나이드는 것 = 본래 지닌 피부의 건강을 유지하는 것'임을 잊지 말고 피부를 그냥 내버려두자. 자꾸 무언가를 바를수록 피부는 괴롭다.

::: VISIA 두 번째 검진 결과 : 한마디로 좋아졌다!

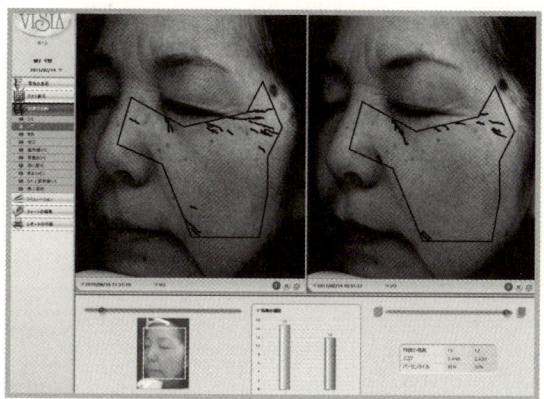

2010년 6월 ➡ 2011년 2월
주름이 줄었다!

아래 표에서 동그라미 친 숫자는 피부 건강 상태를 나타낸다. 숫자가 작을수록 피부가 건강한 것이다. 동그라미 치지 않은 숫자는 백분위, 즉 동년배 여성의 평균치를 50으로 해서 편차치를 환산한 것이다. 그러므로 숫자가 클수록 피부가 좋다는 의미다. 나는 모두 양호한 결과가 나왔다.

		2010년 6월	2011년 2월
오른쪽 얼굴	피부결	719	478
		75	87
	기미	69	67
		78	79
	주름	14	8
		87	96
	모공	341	301
		81	85
왼쪽 얼굴	피부결	807	510
		71	85
	기미	88	83
		69	75
	주름	15	12
		81	92
	모공	382	311
		78	83

(VISIA 차트 제공 : 기타사토 연구소병원 미용의학센터)

피부단식은 지금도 계속된다

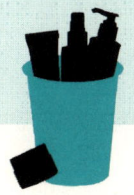

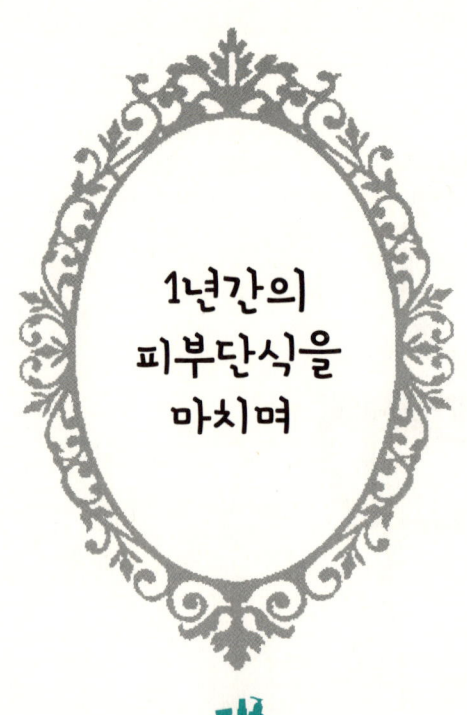

1년간의 피부단식을 마치며

겨울바람이 휘몰아치는 2월에도 피부가 건조하다고 느끼지 않았는데 3월 들어 건조함이 심해져 두 번이나 바셀린을 발랐다. 피부의 균형이 무너지는 환절기라서 그럴까?

요즘 기온 변화가 너무 심하다. 한겨울 날씨(눈까지 내렸다)와 봄 날씨가 하루걸러 반복된다. 그래서 몸이 계절의 변화를 따라가지 못하는 것 같다. 한겨울에 버금갈 만큼 기온이 떨어지고 매서운 바람이 부는 날에는 바깥에 나가면 살이 에일 듯 차갑고 아프다. 이럴 때는 바셀린을 바르고 나간다.

아무것도 바르지 않고 버텨보겠다는 일념으로 지난 1년 동안 손바닥 말고는 바셀린을 거의 사용하지 않고 지냈다. 그런데도 지난 달 미용검진 결과가 좋은 걸 보면 피부단식이 올바른 선택이었다는 뜻이겠지.

  미지근한 물로만 머리를 감기 시작한 지도 1년 가까이 된다. 정말 편하다. 머리카락은 검사를 따로 해보지 않아서 얼마나 변화됐는지 알 수 없지만 적어도 내 느낌으로는 머리카락이 손상되지 않았고 윤기도 전과 다를 바 없다. 더 좋은 건 예전에 비해 머리카락이 덜 빠진다는 점이다. 만일 머리카락의 수분량이나 큐티클의 변화를 측정한다면 아주 좋은 결과가 나올 것 같다.

화장 실험을 하다

✱   3월 들어 격식을 갖춰야 할 자리에 참석하는 날이 잦아져서 화장을 몇 번 했다. 그냥 화장한 게 아니다. 리퀴드 파운데이션을 사용해 '화장 실험'을 했다.

2월 28일, 기초화장을 하고 자다

  평소처럼 물 세안을 한 뒤 스킨, 에센스, 나이트크림을 발랐다. 세안제를 비롯해 사놓았던 기초화장품은 대부분 버렸지만 돋보이고 싶은 날에 요긴하게 쓰려고 에센스, 나이트크림, 메이크업베이스를 한 병씩 남겨두었던 터였다. 스킨은 마침 뜯지 않은 샘플이 있었다. 차근차근 발라보니 피부가 금세 촉촉해지고 윤기가 돈다.

3월 1일, 기초화장품을 바르고 화장을 하다

아침에 거울을 봤다. 윤기가 도는 것 같아 자세히 보니 어젯밤 바른 에센스와 크림이 옅게 남아 있다. 입 주변도 각질 하나 없이 매끈하다. 얼굴을 씻으며 1년 만에 매끄러운 감촉을 다시 느꼈다.

'이 윤기의 정체가 피부 표면에 남아 있는 화장품이구나.'

두말하면 잔소리지만, 피부 자체가 매끈해진 게 아니라는 걸 이제는 안다. 더불어 '기초화장품을 끊기 전에는 언제나 이런 느낌이었지' 싶어서 감회에 젖었다.

문득 오래 전에 읽은 에세이 한 편이 떠오른다. 주인공이 여행을 갔는데 호텔에 가서야 화장품을 안 가지고 온 걸 알아차린다. 화장품을 대신해 피부에 윤기를 줄 요량으로 주인공은 버터 한 조각을 주문한다. 하지만 호텔 측에서 깜빡 잊고 가져오지 않는다. 피부는 이미 뻣뻣해져 있다. 그때 주인공은 커피잔 옆에 놓인 밀크크림을 발견한다. 이때의 상황은 이렇게 묘사되어 있다.

'이것이 하늘의 계시가 아니면 뭐겠는가. 얼굴에 밀크크림을 덕지덕지 바르고 나서야 내 피부는 안도의 한숨을 쉬었다. 지금 이럴 때가 아니다. 내일 아침에 번들거리지는 않을지 걱정된다. 솔직히 화가 났다. 이런 말 하긴 뭣하지만 밤마다 한 병에 8000엔짜리 영양크림을 바른다. 고작 20엔짜리 밀크크림이 그것과 효과가 같아서야 쓰겠는가?' (〈週刊文春〉 1984년 5월 17일호)

피부단식을 하기 전과 같은 순서로 화장을 했다. 스킨과 에센스를 바르고 메이크업베이스 위에 리퀴드 파운데이션을 잘 펴바른 다음 파우더로 마무리한다.

순식간에 광채 피부가 완성되었다. 맨얼굴에 파우더나 파우더 파운데이션을 바를 때와 달리 윤기가 난다. 지난 1년 동안 피부가 비약적으로 회복되었기 때문에 이전보다 화장이 잘 받는다(그렇게 보인다).

화장을 마치고 오랜만에 미용실에 갔다. 자리에 앉자마자 미용사가 칭찬을 건넸다.

"평소와 달라 보여요. 화장법 바꾸셨어요?"

과연, 예리함이 프로답다. 그리고 화장품의 위력에 다시금 감탄한다.

화장을 하면서 깨달은 점이 하나 있다. 기초화장품부터 꼼꼼히 바르면 '공들여 화장했다'는 느낌을 지울 수가 없다(실제로 그렇기도 하다). 그런데 표현이 제법 미묘하다. '예쁘게 화장했다'와 '화장이 예쁘게 됐다'는 것이 반드시 '예쁘다'는 의미와 같다고 볼 수 없기 때문이다.

'다소 인공적이어도 예쁘게' 보이는 쪽을 택할지, 아니면 '자연스럽고 산뜻한' 쪽을 택할지는 '취향'의 문제다. 그러나 어느 쪽을 선택하든, 설령 피부에 나쁜 화장법이어도 이따금씩 인생의 즐거움이 되는 것은 마찬가지일 것이다.

밤에는 평소처럼 물과 바셀린으로 포인트 화장을 지우고 순비누로 세안했다. 리퀴드 파운데이션을 지우기 위해서다.

3월 2일, 피부 상태를 확인하다

아침에 일어나 거울을 보았다. 어제 아침처럼 피부가 빛나지 않았다. 물 세안을 하는데 어제처럼 매끈매끈한 느낌은 없지만 피부단식을 시작한 뒤로 얼마간 지속되었던 거친 느낌은 사라진 지 오래다. 즉 '평범하게' 보들보들하다.

세안 후 거울을 본다. 여느 때와 다르지 않은 얼굴이다. 입가에 각질이 조금 일어났지만 피부가 건조하지 않아서 바셀린을 바르지 않는다.

어제 아침처럼 윤기가 나지는 않지만 어딘지 모르게 피부가 건강해 보인다. 피부단식을 시작한 뒤로 몇 번인가 경험했던 신기한 현상이다.

3월 5일, 기초화장과 색조화장을 모두 하다

어제 저녁에 기초화장품을 바르지 않았더니 세안할 때 매끈매끈한 감촉도 느껴지지 않았다. 그리고 스킨, 에센스, 메이크업베이스, 리퀴드 파운데이션을 발랐다. 지난 번 화장이 더 촉촉하게 보였던 것 같기도 한데, 사실 크게 다르지는 않았다.

3월 9일, 색조화장만 하다

세안 후 기초화장품도 바셀린도 바르지 않은 민낯에 리퀴드 파운데이션을 발랐다. 촉촉한 느낌은 덜하지만 파우더 파운데이션을 발랐을 때보다는

여기서 복습!

★ 화장품을 바르면 피부가 촉촉해지는 이유는 히알루론산, 식물 추출물과 같은 보습 성분 때문이다. 성분 자체에 보습 효과가 있다 하더라도 계면활성제나 추출물의 용매제 때문에 결과적으로 피부가 거칠어진다.

★ 화장품을 발랐을 때 생기는 피부 광채는 합성폴리머의 작용이다. 두말할 것 없이 합성폴리머는 피부에 매우 나쁘다. 피부를 강력한 합성수지막으로 덮어서 장벽 기능을 혼란시키고 피부상재균을 죽인다.

예뻐 보였다.

앞에도 썼지만, 겉만 보자면 화장품의 힘을 무시할 수 없다. 기초화장품을 바르면 일시적으로는 분명히 아름다워진다. 이와 마찬가지로 파운데이션도 피부에 나쁜 것일수록(수분 함량이 높은 제품일수록) 발랐을 때 예쁘게 보인다.

기초화장 없이 색조화장하기

* 아무것도 바르지 않는 것이 피부에는 가장 좋지만, 격식을 차려야 할 자리에 참석하거나 자신을 돋보이고 싶은 날에는 색조화장을 해야 안심이 된다. 피부에 좋은 순서로 추천하면 다음과 같

다. 물론 세안은 물로만 한다.

① 파우더만 바른다.
② 파우더 파운데이션만 바른다.
③ 리퀴드 파운데이션, 파우더 순으로 바른다.
④ 메이크업 베이스, 리퀴드 파운데이션, 파우더 순으로 바른다.

피부단식을 실천할 독자를 위해 몇 가지 화장법을 추천한다.

파운데이션은 좋아하지 않지만 민낯이 꺼려질 때:
민낯에 포인트 메이크업

여직원에게 은연중에 화장을 강요하는 회사가 생각보다 많다. 사회적으로 '화장은 상대방을 위한 최소한의 매너'라는 인식이 있기 때문이다.
그런 사람은 세안 후 민낯에 포인트 메이크업(193쪽 참조)을 한다. 눈이나 입술에 메이크업을 하는 것만으로도 화장한 느낌이 난다.
포인트 메이크업은 피부에 크게 부담을 주지 않기 때문에 취향에 따라 선택하면 된다.
제품은 파운데이션과 마찬가지로 수분 함량이 적은 것을 선택하는 것이 좋다. 아이섀도는 가루 타입을 고르고, 피부가 약한 사람이나 매일 장시간 화장하는 사람은 성분 수가 적은 제품을 사용하자.
립스틱은 바르기 전에 미리 바셀린을 바른다. 색소침착을 방지하는 데

도움이 된다.

옅은 화장을 즐길 때: ①번이나 ②번

파우더나 파우더 파운데이션 가운데 보습 효과, 자외선 차단 효과가 있는 제품은 첨가물이 많이 들어 있다. 모 회사의 파우더는 성분 수가 22가지, 파우더 파운데이션은 46가지다. 기본적으로 30가지 정도는 들어간다. 성분을 살펴 되도록 가짓수가 적은 것을 고르자. 현재 내가 사용하는 미네랄 파운데이션은 성분이 겨우 4가지다.

이렇게 말하면 "성분 수가 아무리 적어도 독성이 강한 물질이 들어가면 나쁘고, 아무리 성분 수가 많아도 순한 성분으로만 만들어졌으면 괜찮은 것 아니냐"는 반론이 있을 수 있다. 지당한 말씀이다. 하지만 전성분을 봐도 어떤 성분인지 자세히 파악하기가 어려울 땐 성분의 가짓수를 살피는 것이 최선의 대안이다.

중요한 모임에 나갈 때: ③번 또는 ④번(단, 미리 바셀린을 엷게 바른다)

앞에서도 말했듯이 색조화장은 기분전환에 도움이 될뿐더러 유지 시간이 적어 피부 자극이 기초화장품보다 덜하다.

예를 들어, 풀타임으로 일하며 주 5일 화장하고 화장을 유지하는 시간이 하루 14시간이라고 가정하자. 주말과 공휴일을 포함한 연간 휴일은 대략 120일(여기에 연말휴가나 여름휴가를 합하면 실제로는 더 많을 것이다), 출근하는(화장을 하는) 날은 245일이면 색조화장을 하고 있는 총시간은 1년에 약 3430시간이다. 1년은 8760시간이므로 약 39%에 이르는 시간 동안 화장을 유지하는 셈이다. 이 숫자를 어떻게 받아들일지는 각자에게 달렸다.

풀타임으로 근무하는 여성을 예로 들었으나 실제로는 화장을 유지하는 시간이 더 짧은 사람도 많다. 집에 들어오자마자 세안을 해 화장을 지우면 그 시간이 더욱 짧아진다. 피부단식을 하면 화장을 지운 뒤 관리를 하지 않아도 되니 가벼운 마음으로 화장을 지울 수 있다.

나는 재택근무라서 풀메이크업을 하는 횟수가 매우 적다. 대략 일주일에 1~2회 정도다. 1주에 이틀로 계산하면 1년에 140일, 총시간은 1456시간으로 약 16.6%다. 작년에 리퀴드 파운데이션을 바른 날은 65일이었다. 하루에 14시간 동안 화장을 유지한 것으로 계산하면 10.3%다. 보통 오후에 외출하므로 화장을 유지하는 시간은 이보다 훨씬 적다. 이 정도라면 ③번(리퀴드 파운데이션 + 파우더)이나 ④번(메이크업 베이스+ 리퀴드 파운데이션 + 파우더) 화장을 해도 괜찮을 듯하다. 또한 이전과 다르게 귀가해서 바로 화장을 지우기 때문에 이보다 화장 유지 시간은 훨씬 적다. 피부단식 전에는 자기 전까지 화장

★ 자외선차단제는 바르지 않는 게 기본원칙이지만 산, 바다에 갈 때나 야외에서 스포츠를 즐길 때는 바셀린 위에 논케미컬 자외선차단제를 바른다.

★ 자외선이 신경 쓰이는 계절(3~10월)에 오전 10시부터 오후 3~4시 사이에 외출할 때는 파우더 또는 파우더 파운데이션을 바른다.

을 지우지 않았었다. '화장 지우기'와 '피부관리'를 동시에 했기 때문이다.

'피부에 나쁜 파운데이션(리퀴드)이 피부에 좋은 것(파우더)보다 예뻐 보인다'고 했는데 이 말에 얽매일 필요는 없다. 윤기 있는 피부 표현을 원한다면 리퀴드 파운데이션을, 매트한 화장을 좋아한다면 파우더 파운데이션을 선택하면 된다. 단, 윤기에 얽매이지 않는다면 피부에 부담이 적은 파우더 파운데이션으로도 충분하다는 사실은 꼭 기억하길 바란다.

화장 지우기

포인트 메이크업은 화장솜 또는 면봉에 물이나 바셀린을 묻혀서 살짝 닦아낸다. 깨끗이 지워지지 않아도 괜찮으니(나중에 각질로 다 떨어져나간다) 피부에 자극을 주지 않는 정도로만 살짝 닦아내는 것이 중요하다.

파운데이션은 비누로 거품 세안한다. 파우더는 물 세안한다(나는 물로 지워지는 파우더 파운데이션을 쓴다). 미지근한 물로 씻는다. 이때 화장을 지우겠다고 손을 위 아래로 세게 문질러가며 닦지 않는다.

나는 요즘 옷을 고를 때도 신경을 쓴다. 목폴라나 네크라인이 좁은 옷보다는 앞섶이 열리는 옷을 주로 입는다. 옷을 입고 벗을 때 나도 모르는 새 피부와 옷이 마찰되는 것을 줄이기 위해서다. 외출복은 취향과 스타일을 우선시하지만, 평상복은 되도록 단추가 달린 셔츠나 네크라인이 깊게 파인 티셔츠를 입는다.

친구들도 피부단식의 효과를
톡톡히 보고 있다

✱   친구들에게서 기쁜 소식이 몇 가지 들려왔다. 어떤 친구는 온갖 미백 화장품을 발라도 사라지지 않던 기미가 기초화장품을 끊은 지 1년이 채 되지 않았는데 눈에 띄게 옅어졌다고 했고, 눈 아래의 피부 처짐이 개선되었다는 친구도 있었다. 대부분 기초화장품을 끊고 처음에는 피부가 땅기고 건조했지만, 어느새 그런 현상은 사라지고 기초화장을 하지 않는 것도 대수롭게 않게 여기게 되었다고 한다.

아무튼 나만큼 고생을 하지는 않은 듯하다. 내 피부 상태가 특히 나빴던 탓이겠지만, 지금 생각해보면 시작 시기를 잘못 택했다. 2월 15일은 겨울추위가 여전한 시기이지 않은가. 그런 점에서 피부단식을 시작하기 좋은 시기로 늦봄이나 초여름을 추천한다.

따뜻한 물로만 머리를 감아도 별 문제 없다는 사람이 있는 반면, 가끔 비누나 샴푸를 쓰지 않으면 찝찝하다는 사람도 있다. 특히 여름이 그러한데, 땀을 흘리는 계절이라 더 신경 쓰이는 듯하다. 이따금 샴푸를 사용하는 것은 상관없다고 생각한다.

뭐든지 완벽하게 할 필요는 없다. 나 역시 미용실에 갈 때는 샴푸로 머리를 감는다. 그래도 괜찮다. 피부는 똑똑하기 때문이다.

남성과 아이들만큼은
타고난 피부를 망치지 않기를…

✱ 　　　　　남성화장품 판매량이 크게 증가하고 있다. 2003년, 신주쿠에 있는 이세탄 백화점은 전국 최초로 남성화장품 전용 매장을 개설했다. 그즈음부터 각 화장품 브랜드에서 남성 전용 기초화장품을 공격적으로 판매하기 시작했다. 2013년 1월 5일 아사히신문 석간 기사에 의하면 2012년 남성화장품 판매액은 전년 대비 약 1.3%, 전체 화장품 매출액의 0.2% 신장됐다.

그러나 앞서 말했듯이 남성들은 대부분 화장품을 바르지 않아도 피부가 '땅기지 않는다'. 아니, 화장품을 바르지 않기 때문에(여드름 치료는 제외) '땅기지 않는다'. 즉 피부가 건강한 것이다. 그러니 건강하게 타고난 피부를 화장품으로 망가뜨리는 일이 없기를 바란다.

아이들의 피부도 화장품에 희생당하고 있다(아이라는 단어에 속하는 연령층이 넓기 때문에 여기에서는 초등학생과 중학생으로 좁혀서 이야기하겠다). 시세이도가 조사한 바에 따르면 2005년 당시 초등학생과 중학생의 80%가 기초화장품을 바르고 있다. 나이가 어리면 어릴수록 기초화장품의 피해가 크다. 그걸 반영하듯 지금 젊은이들의 피부는 우리 세대보다 건조하고 노화도 빠르다.

요즘 부모는 아이가 화장품을 바르는 걸 왜 당연하게 여기는 걸까? 저출산 시대에 접어들면서 아이를 자신의 소유물로 생각하거나 친구처럼 지내는 부모가 있다고들 하던데, 이런 관계가 아이에게 화장품을 남용하는 원인이 됐을지도 모른다. 부디 아이의 싱그러운 피부에 로션을 바르는 것만은 그만두기를 간절히 바란다. 아이들이 어릴 때부터 건조한 피부와 주름으로 고민하지 않기를 기도할 뿐이다.

모든 것을 증명하는
단 한 가지

✽　　　　온갖 의문이 꼬리에 꼬리를 물었던 1년이었다. 아직 모르는 게 산더미지만, 원래 모든 것이 밝혀질 리도 없고 전문가도 아닌데 모르는 것이 당연하다.

다만 모든 이론과 의문을 넘어서는 엄연한 사실은 '기초화장품을 끊고 물세안만 한 지 1년이 됐는데 피부가 거칠어지기는커녕 회복됐다'는 점이다. 그 사실이 모든 것을 증명하고 있다.

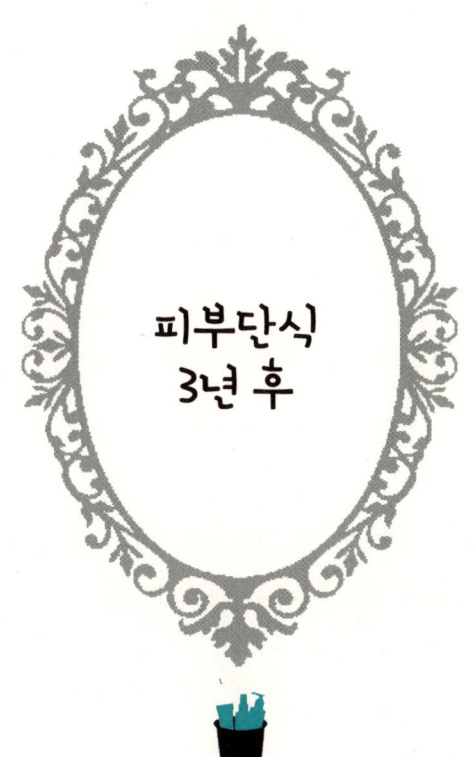

피부단식 3년 후

피부단식을 시작하고 얼마 뒤 이런 질문을 받았다. "짧은 기간이라면 모를까, 계속 바르지 않아도 괜찮을까요?"

그로부터 3년이 지난 지금의 내 대답은 "괜찮아요. 저는 3년 동안 아무 이상 없었어요"가 아니다. 왜냐하면 피부 상태는 해가 갈수록 좋아졌으니까. 지금은 겨울에도 피부가 건조하거나 땅기지 않고, 전처럼 허물이 심하게 일어나는 일도 없다(2011년 10월에는 다시 허물이 벗어졌다).

무엇보다 '피부관리'라는 단어가 내 머릿속 사전에서 지워져버린 것이 가장 놀랍다. 이렇게 컴퓨터 앞에 앉지 않는 이상 이젠 피부단식을 하고 있다는 사실조차 생각나지 않는다.

기초화장품과의 이별,
슬픔도 미련도 없다

✱   2012년 2월, 문득 생각나서 기초화장품을 발라보기로 했다. 평소처럼 세안한 다음 에센스와 나이트크림을 발랐다(스킨은 이미 버려서 건너뛰었다).

확실히 여느 때와 다르다. 자세히 보니 윤기가 흐른다. 화장품으로 코팅된 피부가 형광등 불빛에 반짝인다(자기 직전에 얼굴이 반짝반짝한들 무슨 의미가 있을까). 바를 때의 촉감도 예전과 다르지 않다. 촉촉해서 기분까지 좋아진다. 그리고 피부에 산뜻하게 스며드는 느낌이다. 화장품의 눈속임을 거듭 실감했다. 화장품은 실로 무서운 것이다! 마력이라고밖에 달리 표현할 길이 없다.

화장품이 나쁘다는 이야기는 여기저기에서 들었지만 쉽사리 포기하지 못하는 사람이 많다는 건 잘 알고 있다. 더욱이 큰맘 먹고 피부관리를 그만두었는데 금세 얼굴이 땅기고 각질이 일어난다면 화장품을 다시 바르고 싶어지겠지?

다음날 아침, 얼굴을 씻는데 뜻밖의 일이 일어났다. 미끈거리는 감촉이 불쾌했다. 에센스나 크림이 피부를 코팅해 매끈하게 만들고 촉감은 좋을지언정 피부에 나쁘다는 건 이미 알고 있다. 하지만 그 촉감을 불쾌하다고 느낄 줄은 꿈에도 생각지 못했다. 사람은 참으로 변덕스런 존재다.

피부 상태는 시시각각 변한다. 기초화장품을 끊고 피부가 건강해졌다고 해서 거기서 끝난 것이 아니다. 계절의 변화, 스트레스, 수면 등 다양한 조건에 따라 피부의 장벽 기능은 끊임없이 영향을 받는다. 그래서 그때그때 상황에 맞게 대처해야 한다.

> **피부의 장벽 기능을 높이는 상황별 대처법**
>
> ★ 추운 계절에는 옷을 두껍게 입고 입욕으로 체온을 올린다. 피부가 심하게 건조할 때만 백색 바셀린을 바른다.
> ★ 더운 계절에는 난방이 너무 잘된 장소를 피한다. 땀을 흘리면 바로 물세안을 하고, 여의치 않을 때는 가볍게 닦아낸다.
> ★ 자외선이 강한 계절에는 모자나 양산으로 자외선을 차단한다.
> ★ 항상 '충분한 수면, 균형잡힌 식사, 적당한 운동'에 신경 쓴다.

나는 안타깝게도 게으른 탓에 수면, 영양, 운동 가운데 어느 것 하나 개선하기가 여간 힘든 게 아니다. 전부 무언가를 '해야 하기' 때문이다. 하지만 기초화장품을 바르지 않는 일은 무척 쉽다. '그 무엇도 하지 않는' 일이니까.

독자 여러분도 내가 느끼는 편안함을 함께 느끼길 기대해본다.

국내 독자의 피부단식 체험기

정규연(31세, 여성)

> ● ● **피부단식 이전의 피부 상태**
> 지성 피부. 모공이 넓고 여드름 흉터가 있다. 특히 생리 기간에는 뾰루지가 올라오고, 피부가 매우 거칠어진다.
> 몸은 얼굴과 반대로 건조하다. 겨울엔 피부가 하얗게 일어나 찢어질 정도다.
>
> ● ● **피부단식 시작 시기** : 2013년 늦봄

길에서 마주치는 사람들의 얼굴 가운데 유독 피부를 눈여겨보게 된다. 피부가 좋으면 인상이 밝고 예뻐 보이기 때문이다. 10년 넘게 화장품을 바르면서 잠깐씩은 효과를 보기도 했지만 피부가 크게 달라지지는 않았다. 그래도 다시 화장품을 살 때는 광고 속 모델처럼 아름다운 피부로 거듭나리라는 희망의 끈을 놓지 않았다. 복권을 사면서 당첨되지 않을까 하고 기대하는 것처럼 말이다.

피부단식을 처음 접했을 때 불안하기도 했지만, 한번 해보는 것도 나쁘지 않겠다고 생각했다. 아무것도 바르지 않아도 된다니, 어떻게 보면 정말

로 간단한 방법이니까. 게다가 화장도 할 수 있다고 해서 쉽게 용기를 낼 수 있었다.

먼저 약국에 가서 백색 바셀린을 사고, 첨가물이 들어가지 않은 비누를 준비했다. 비싸지는 않을까 걱정했는데 5000원이면 충분했다.

피부단식과 바셀린에 익숙해지기

처음에는 책에 나온 대로 비누로 씻은 다음 아무것도 바르지 않았다. 애초에 우려했던 것과 달리 세안 후 피부 땅김도 금세 없어졌고, 비누로 머리를 감는 것도 곧 익숙해졌다.

그런데 어느 날부터 얼굴과 몸에 막을 씌워놓은 것처럼 답답한 이물감이 느껴지기 시작했다. 머리카락은 점점 뻑뻑해져 나중에는 손가락도 들어가지 않았다. 세정제와 샴푸를 쓰고 싶다는 생각이 간절해졌다. 그러던 중 하루는 운동을 하고 땀을 씻어내기 위해 더운 물만으로 샤워를 했는데 그동안 나를 괴롭히던 이물감이 사라지고, 머리카락도 부드러운 상태로 돌아왔다. 그 뒤로는 쭉 물로만 샤워를 하고 있다. 물론 가끔은 비누를 사용한다.

지금은 나름의 방법이 생겼다. 머리를 감을 때는 비누 대신 밀가루를 쓴다. 세숫대야에 따뜻한 물을 받아 밀가루를 풀고 두피 마사지를 하듯 피지를 녹인다. 밀가루를 사용한 첫날에는 밀가루를 제대로 풀지 않은 바람에 머리카락에 밀가루 덩어리가 엉겨붙어 밤새 샴푸와 린스로 머리를 감았던, 웃지 못할 해프닝도 겪었다.

화장은 클렌징크림 대신 바셀린으로 지운다. 초반에는 바셀린으로 화장을 지우기가 힘들었다. 생각보다 바셀린이 뻑뻑한 데다 마스카라나 아이라인은 잘 지워지지도 않았다. 화장을 지우느라 덕지덕지 발라놓은 바셀린은 세안 후에도 피부에 남아 있었다.

몇 달 지나니 요령이 생겼다. 바셀린을 손등에 덜어서 체온으로 녹인 다음 얼굴에 발라 화장솜으로 부드럽게 닦아내고, 아이메이크업을 지울 때는 면봉을 사용한다. 머리를 감았던 밀가루 물을 재활용해 얼굴에 여러 번 끼얹으면 바셀린이 부드럽게 씻겨나간다. 그래도 화장이 얼굴에 남은 것 같을 때는 화장솜을 더운물에 적셔서 한 번 더 부드럽게 닦는다. 화장솜을 꽉 짜면 피부에 자극이 가므로 양손으로 가볍게 눌러 물기를 가볍게 제거한다. 그리고 아무것도 바르지 않는다.

피부단식으로 바뀐 내 생활

아직까지 겉으로 보이는 큰 변화는 없다. 피부가 눈에 띄게 좋아지지도 나빠지지도 않았다. 하지만 많은 것들이 미묘하게 바뀌었다.

첫째, 번들거리던 피지와 모공이 줄어들었다. 그 때문일까? 파운데이션을 바르면 피부 결이 한결 고와 보인다.

둘째, 생활에 변화가 찾아왔다. 선택하지 않아도 되는 것이 늘었다. 기초화장품, 클렌징 제품 등을 사기 위해 늘 뷰티 정보와 인터넷 후기를 살펴보는 시간이 즐겁다고 생각했는데 관심이 없어지면서 그동안의 노력들이 얼마나 큰 스트레스였는지 알게 됐다.

셋째, 피부단식을 시작한 뒤로 피부관리의 스트레스에서 해방되었다. 샤워하고 다시 얼굴에 손 댈 일이 없으니 그 시간에 다른 일을 하고, 죄책감과 불안함 없이 편하게 잠자리에 든다. 스킨, 로션, 에센스, 크림에 보디로션까지… 그동안 무언가를 몸에 바르는 데 참 많은 시간을 소비했다는 생각에 살짝 억울하기도 했다.

넷째, 무엇보다 경제적 부담이 줄었다는 점이 가장 기쁘다. 화장품이 떨어질 때마다 통장 잔고를 살펴야 하는 부담이 사라졌다. 지금은 그 돈을 모아 문화생활을 즐긴다.

마지막으로, 몸과 마음을 들여다보게 되었다. 내 몸이 피곤한지, 계절이 바뀌는지, 그러한 상황에서 내 피부가 어떤 영향을 받고 있는지 매일 관심을 갖고 살핀다. 그리고 그 과정 속에서 TV나 광고 속 아름다운 여성들과 비교하지 않고 '있는 그대로의 내 모습'을 받아들이게 되었다.

환절기가 다가오면서 피부는 다시 건조해지고 있다. 하지만 나는 초조하지 않다. 그 이유는 내 피부가 이 계절을 겪으면서 분명 건조하고 일교차가 심한 계절을 나는 법을 배우리라는 믿음 때문이다. 내 피부는 지금 홀로서기에 한창이다.

옮긴이의 말

최근 몸과 마음의 묵은 짐을 덜어내는 '마이너스 라이프스타일'이 주목받고 있다. 건강을 위해 적게 먹고, 마음을 달래기 위해 길을 걷기도 한다. 과잉의 시대를 살아가는 현대인들이 하나를 비움으로써 자신을 돌아볼 여유가 생긴다는 점에 매력을 느끼는 건 아닐까 싶다.

이렇듯 무언가를 얻으려면 가지고 있던 것 하나를 내려놓아야 하는데, 유독 한 가지만큼은 더하고 또 더하고 싶어진다. 바로 '젊음과 아름다움을 향한 갈망'이다.

TV를 켜면 몇 분 사이로 다양한 화장품 광고들이 쏟아져 나온다. 보고 있으면 '피부 나이를 되돌려준다'는 광고 문구가 매혹적으로 다가온다. 지금 쓰고 있는 제품이 한참 남았는데도 얼마만큼 허리띠를 졸라매야 광고 속 제품을 손에 넣을 수 있을지 머릿속 계산기를 두들긴다. 그러면서 도자기 피부로 변신할 그날을 상상한다. 여성이라면 누구나 한번쯤은 경험했을 것이다. 그런데 여기에 반기를 든 여성이 있다. 바로 이 책의 저자 히라노 교코(平野鄕子) 씨다.

  이 책은 히라노 교코 씨가 기초화장품을 끊고 피부의 진짜 모습과 마주하는 과정이 고스란히 담겨 있다. 때로는 화장품의 환상에 돌직구를 날리고, 외모만 중시하는 현 세태를 꼬집으면서 그동안 갇혀 있던 화장품의 고정관념에서 탈피하는 모습이 아주 진솔하게 담겨 있다. 글을 읽다 보면 마치 나도 같은 경험을 하고 있는 것 같은 생각이 든다.

  피부단식 전에는 그녀도 기초화장품으로 피부관리를 하는 것을 당연하다 믿었다. 그런 그녀가 우연한 계기로 기초화장품을 끊고 피부단식을 직접 실천하면서 피부와 화장품에 관한 잘못된 생각들을 바로잡고, 반면 화장품을 바르고 싶은 마음 사이에서 고뇌하는 모습은 '내가 만약 피부단식을 한다면 이와 같을 거야' 하는 공감을 불러일으킨다.

  이 책은 아무것도 강요하지 않는다. 그저 피부관리에 있어서는 게을러

져도 된다는 것을 몸소 보여주면서 피부에 자극을 주지 않는 화장법까지 알려준다. 저자의 솔직한 기록을 통해 우리의 눈을 가리고 피부 보호막을 손상시키는 화장품의 그늘에서 벗어나 건강한 피부를 되찾는 길을 제시할 뿐이다.

나 역시 이 책을 옮기면서 피부단식을 시작했다. 벌써 1년 가까이 된다. 같은 여성으로서 얼마나 효과가 크기에 놀랍다는 감탄사를 연발하는지 궁금했고, 저자의 글을 맛깔스럽게 살리며 번역하려면 경험을 공유하는 편이 훨씬 도움이 된다는 판단에서였다. 평소 워낙 악건성인지라 수분 크림과 보디로션 없는 세상은 상상조차 해본 적이 없었지만, 과감하게 그동안 써오던 화장품과 세정제를 버리고 저자가 추천하는 백색 바셀린을 구입했다.

책에 적힌 대로 해보니 처음엔 피부가 땅기다 못해 따끔거리고 코 주변, 미간, 눈꺼풀을 중심으로 각질이 하얗게 일어났다. 꾹 참고 견디는 동안 하루가 가고 이틀이 가고 시간이 흐를수록 피부가 땅기는 시간이 점점 짧아졌다. 각질은 나아지지 않았지만 건조한 느낌은 차츰 사라졌다. 신기하다는 말이 절로 나오면서 피부는 똑똑하다는 사실을 실감했다. 이때부터 거울을 보는 일이 즐거워지기 시작했다.

그러던 어느 날, 화장품을 평생 끊어야겠다고 결심하게 된 사건이 일어났다. 종종 무릎에 알레르기 같은 것이 생겨서 가려워서 긁느라 날을 새곤 했는데 피부단식을 시작한 지 5일쯤 지나자 발진이 깨끗하게 가라앉고 가려움과 붉은 기도 사라졌다. 이후에 반 강제적으로 피부단식을 시작한 남편 역시 나와 비슷한 증상을 겪는가 싶더니 늦여름 더위에 땀 흘리며 일하고 난 뒤 피부가 좋아졌다. 손으로 만지면 보송보송하면서도 매끈한데, 피부단식을 통해 만난 피부의 진짜 모습일 거라 믿는다.

  이제는 샴푸도 쓰지 않는다. 지난 겨울엔 보디로션 없이 지냈고, 남편의 건선 비슷한 건조증도 이젠 눈에 띄지 않는다. 무엇보다 화장품으로부터 자유로워지니 참으로 편하다는 걸 실감한다.

  피부단식을 시작한 뒤로 눈에 띄게 달라진 점이 두 가지 있다. 우선 기초화장품에 집착하게 만든 주범인 모공이 줄어들었다. 덤으로 블랙헤드도 사라졌다. 정말이지 뜻밖의 선물이었다. 그리고 머리카락 끝이 갈라지는 증상이 개선되었다. 조금만 길어도 머리카락 끝이 손상되어 늘 짧은 헤어스타일을 고수했는데 이제는 안심하고 기를 수 있을 것 같다.

  기초화장품도 각종 세정제도 미련 없이 보내줄 때는 어쩐지 사랑하는 사람과 이별할 때처럼 마음 한구석이 아련했다. 하지만 불같이 사랑했으나 서로를 할퀴는 존재라면 쿨하게 놓아주는 편이 낫다는 것을 이번 피부단식을 통해 깨달은 것 같다.

  피부단식을 실천하면서 배운 것이 또 하나 있다면, 삶에서 하나를 빼는 것이 그렇게 어렵지 않다는 것이다. 든 자리는 몰라도 난 자리는 안다지만 이번만은 정반대인 것 같다. 아무것도 하지 않았는데 건강한 피부로 거듭났으니 말이다.

지금의 나는 화장품 광고에 무덤덤해진 대신 진짜 민낯을 즐기게 되었다. 그리고 화장품이 떨어질 때쯤이면 가계부를 보며 한숨짓는 일도 더 이상 없을 듯하다.

쉽고 편하고 경제적인 피부단식. 독자 여러분도 이 마이너스 라이프를 기꺼이 즐기면 좋겠다.

정은미

참고문헌

《肌の悩みがすべて消えるたったいとつの方法(피부 고민이 사라지는 한 가지 비결)》, 宇津木龍一, 靑春出版社, 2012

メールマガジン『秘密の皮膚科學(비밀의 피부과학)』(http://himitsu-cosme.com)

《人体常在菌のはなし-美人は菌で作られる(인체 상재균 이야기-미인은 균으로 만들어진다)》, 靑木皐, 集英新社, 2004

《化粧せずには生きられない人間の歷史(화장 없이 살 수 없는 인간의 역사)》, 石田かおり, 講談社現代新書, 2004

《化粧と人間(화장과 인간)》, 石田かおり, 法政大學出版部, 2009

《コスメの時代(코스메틱 시대)》, 米澤泉, 勁草書房, 2008

《コスメの眞實(코스메틱의 진실)》, 美容硏究會コルス, 竹内書店新社, 2001

《化粧テラピー(화장테라피)》, 資生堂ビューティソリューション開發センター編, 日經BP, 2010

《夢と欲望のコスメ戰爭(꿈과 욕망의 코스메틱 전쟁)》, 三田村蕗子, 新潮新書, 2005

《ばかがつける化粧品(바보가 바르는 화장품)》, 小澤玉春, メタモル出版社, 2004

옮긴이 _ 정은미

글밥아카데미 일본어 번역가 과정을 수료했다. 새 책을 만날 때마다 늘 마음이 설렌다. 이번에는 어떤 사랑이 다가올까? 책과 연애를 하는 것처럼 국경과 문화를 넘어 함께 울고 웃는 날을 꿈꾸며 오늘도 가나다라와 히라가나 사이에서 행복한 고민을 하고 있다.

피부도 단식이 필요하다

초판 1쇄 인쇄 | 2014년 7월 11일
초판 1쇄 발행 | 2014년 7월 18일

지은이 | 히라노 교코
옮긴이 | 정은미
펴낸이 | 강효림

편 집 | 곽도경
표지디자인 | 윤대한
내지디자인 | 채지연
일러스트 | 이가혜
마케팅 | 김용우

종 이 | 화인페이퍼
인 쇄 | 한영문화사

펴낸곳 | 도서출판 전나무숲 檜林
출판등록 | 1994년 7월 15일 · 제10-1008호
주 소 | 121-230 서울시 마포구 방울내로 75 2층
전 화 | 02-322-7128
팩 스 | 02-325-0944
홈페이지 | www.firforest.co.kr
이메일 | forest@firforest.co.kr

ISBN | 978-89-97484-29-4 (13590)

■ 값은 뒤표지에 있습니다.
■ 이 책에 실린 글과 사진의 무단 전재와 무단 복제를 금합니다.
■ 잘못된 책은 구입하신 서점에서 바꿔드립니다.

인간의 건강한 삶과 문화를 한 권의 책에 담는다

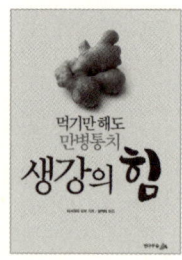

먹기만 해도 만병통치 생강의 힘

현대에는 몸이 차가운 사람이 급증하고 있다. 가장 대표적인 증상이 두통, 어깨결림, 비만, 알레르기, 우울증 등이다. 이러한 증상들은 몸을 덥힘으로써 해소할 수 있는데, 가장 효과적인 것이 바로 생강이다. 생강의 유효 성분과 효능, 생강을 이용한 음식 레시피, 생강 덕분에 건강을 회복한 사람들의 체험담이 가득 실려 있다.

이시하라 유미 지음 | 성백희 옮김 | 192쪽 | 값 12,000원

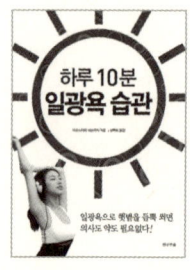

하루 10분 일광욕 습관

현대인들의 햇볕 특히 자외선에 대한 잘못된 상식을 바로잡아주고, 자외선이 인간을 포함한 생물에게 얼마나 중요한 역할을 하는지를 알려주는 책. 자외선-비타민D-칼슘은 어떤 관계인지, 자외선이 정말 피부암을 일으키는지, 현대병과 햇볕은 어떤 연관성이 있는지, 효율적인 일광욕 방법은 무엇인지를 자세히 소개한다.

우쓰노미야 미쓰아키 지음 | 성백희 옮김 | 200쪽 | 값 12,000원

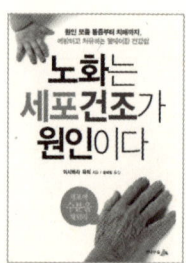

노화는 세포건조가 원인이다

나이가 들면서 느끼는 몸 안팎의 불쾌 증상과 노화 현상은 '세포가 건조하기 때문'이다. 고혈압, 하체 비만, 노안, 요통, 피부 트러블, 우울증, 치매 같은 노화 증상과 질병들이 어떻게 세포의 건조에서 비롯되는지를 설명하고, 세포의 건조를 부추기는 생활습관을 바로잡아 노화를 늦추고 질병을 치유할 수 있는 다양한 방법들을 제시한다.

이시하라 유미 지음 | 윤혜림 옮김 | 220쪽 | 값 13,000원

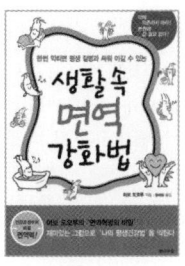

생활 속 면역 강화법

세계적인 면역학자 아보 도오루의 면역학 이론을 쉽게 풀어쓴 책. 어려운 의학 용어와 복잡한 원리를 일러스트로 쉽고 재미있게 설명하면서 생활 속에서 누구나 실천할 수 있는 면역력 강화법을 제시한다. 특히 '면역력을 높이는 10가지 방법'은 그간 아보 도오루가 제창해 온 면역학 이론에서 '핵심 중의 핵심'이라는 평가를 받고 있다.

아보 도오루 지음 | 윤혜림 옮김 | 236쪽 | 값 13,000원

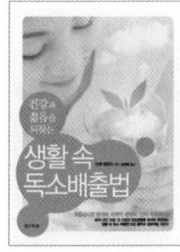

생활 속 독소배출법

세계 최고의 위장 전문의 신야 히로미가 제안하는 건강과 젊음을 되찾는 몸속 독소배출법. 커피 관장, 피토케미컬과 살아 있는 효소의 충분한 섭취, 좋은 물 마시기, 도정하지 않은 곡류를 주식으로 먹기, 7가지 건강 습관 등 생활 속 독소배출법으로 중질병의 증세를 호전시키고 개선하는 방법을 자세히 소개한다.

신야 히로미 지음 | 204쪽 | 값 11,000원

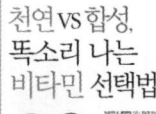
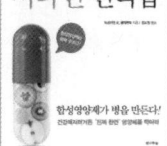

천연 VS 합성, 똑소리 나는 비타민 선택법

'천연'의 탈을 쓴 합성영양제의 추악한 진실을 알린다. 생체이용률이 높고 건강 증진 효과가 뛰어난 영양소는 천연영양소로 합성영양제는 화학 수프에 불과해 우리 몸에 독소로 작용한다는 사실을 연구 결과를 통해 보여준다. 또 진짜 천연제품은 어떻게 구별되는지, 영양제는 얼마나 섭취해야 하는지 등 소비자의 확실한 판단 기준을 제시한다.

브라이언 R. 클레멘트 지음 | 김소정 옮김 | 220쪽 | 값 12,000원

인간의 건강한 삶과 문화를 한 권의 책에 담는다

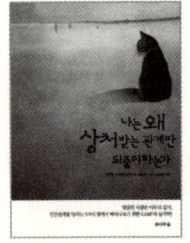

나는 왜 상처받는 관계만 되풀이하는가

왜 우리는 연인, 친구, 상사와 부하, 부부관계에서 상처받는 관계를 맺게 되는가? 5가지 피해자 덫을 통해 우리가 어떻게 상처를 받고 그 상처를 어떻게 치유해야 하는지의 과정을 쉽게 설명하면서 피해자 덫에서 빠져나올 수 있는 방법을 사례를 통해 알려준다.

카르멘 R. 베리, 마크 W. 베이커 지음 | 이상원 옮김 | 236쪽 | 값 13,000원

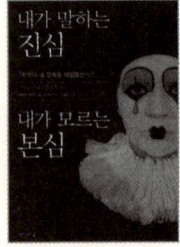

내가 말하는 진심 내가 모르는 본심

문제 없이 잘사는 것 같은데 왠지 늘 마음 한쪽이 허전하고, 삶이 정체된 것만 같고, 뭔가 부족한 것만 같다. "무언가가 내 행복을 훼방놓는건 아닐까?" 하는 의심까지 한다. 왜일까? 그리고 늘 뭔가를 갈망하는 이유는 뭘까? 이 책은 방어기제 뒤에 숨은 자신의 '진짜 마음'을 보게 함으로써 온전한 행복을 느끼게 해준다.

매릴린 케이건, 닐 아인번드 지음 | 서영조 옮김 | 292쪽 | 값 14,800원

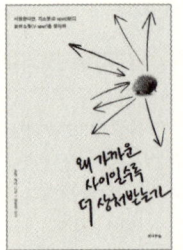

왜 가까운 사이일수록 더 상처받는가

누군가의 사소한 말에 아무 이유도 없이 불같이 화를 낸 적은 없는가? 내가 싫어했던 부모님의 일면을 닮은 것 같아 괴로운 적은 없는가? 과거에 받은 상처 때문에 고통받는 사람들에게 상처를 치유하고, 갈등 관계를 회복할 방법을 알려준다.

조앤 래커 지음 | 김현정 옮김 | 276쪽 | 값 14,800원

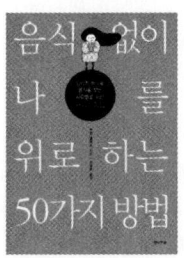

음식 없이 나를 위로하는 50가지 방법

심리적 허기를 음식으로 달래려다 악순환에 빠지는 사람들에게 심리학자인 저자가 실질적인 해결책으로 제안하는 '50가지 자기진정법'은 먹고 싶은 충동을 가라앉히는 방법을 알려주고, 음식 중독의 덫에서 벗어나도록 도와 몸과 마음을 건강하게 위로해 줄 것이다.

수잔 앨버스 지음 | 서영조 옮김 | 252쪽 | 값 14,000원

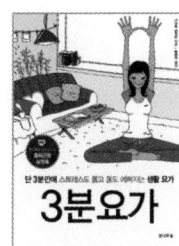

3분 요가 단 3분 만에 스트레스도 풀고 몸도 예뻐지는 생활요가

언제 어디서나 쉽게 할 수 있는 생활요가로 건강을 지키고 몸매도 예뻐질 수 있다. 신선한 하루를 여는 아침 요가, 일 모드로 바꿔주는 출근길 요가, 업무 스트레스를 날려주는 사무실 요가 등 쉽고 간편한 생활요가를 소개한다.

나이토 아키요 지음 | 박현미 옮김 | 216쪽 | 값 15,000원

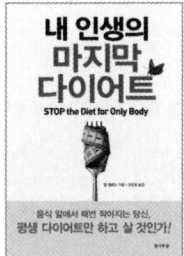

내 인생의 마지막 다이어트

'몸 만들기' 중심이 아닌 '몸-마음-의식-영혼의 건강을 개선'하는 데 목표를 둔 신개념 다이어트. 과체중 혹은 고도비만으로 인생까지 우울한 사람들, 반복되는 다이어트와 요요현상에 지친 사람들, 건강을 되찾으면서 인생의 변화를 꾀하고픈 사람들 모두를 만족시킬 맞춤식 18주 트랜스포메이션 챌린지 프로그램을 통해 비만으로 엉망이 된 지금의 삶을 극복하고 삶을 재창조할 수 있도록 인도한다.

빌 필립스 지음 | 권오열 옮김 | 300쪽 | 값 15,000원

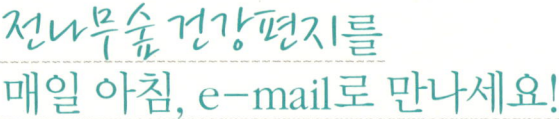

전나무숲 건강편지를
매일 아침, e-mail로 만나세요!

전나무숲 건강편지는 매일 아침 유익한 건강 정보를 담아 회원들의 이메일로 배달됩니다. 매일 아침 30초 투자로 하루의 건강 비타민을 톡톡히 챙기세요. 도서출판 전나무숲의 네이버 블로그에는 전나무숲 건강편지 전편이 차곡차곡 정리되어 있어 언제든 필요한 내용을 찾아볼 수 있습니다.

http://blog.naver.com/firforest

 '전나무숲 건강편지'를 메일로 받는 방법 forest@firforest.co.kr로 이름과 이메일 주소를 보내주세요. 다음 날부터 매일 아침 건강편지가 배달됩니다.

유익한 건강 정보,
이젠 쉽고 재미있게 읽으세요!

도서출판 전나무숲의 티스토리에서는 스토리텔링 방식으로 건강 정보를 제공합니다. 누구나 쉽고 재미있게 읽을 수 있도록 구성해, 읽다 보면 자연스럽게 소중한 건강 정보를 얻을 수 있습니다.

http://firforest.tistory.com

 스마트폰으로 전나무숲을 만나는 방법

네이버 블로그   다음 티스토리

전나무숲
www.firforest.co.kr / e-mail_forest@firforest.co.kr